流式细胞分析技术及应用

◎刘 鑫 著

中国农业科学技术出版社

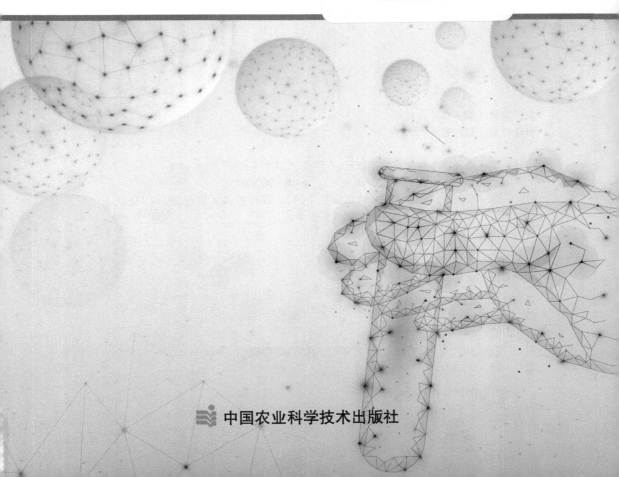

图书在版编目（CIP）数据

流式细胞分析技术及应用 / 刘鑫著 . —北京：中国农业科学
技术出版社，2020. 7

ISBN 978-7-5116-4866-2

Ⅰ. ①流… Ⅱ. ①刘… Ⅲ. ①细胞—生物样品分析—定量
分析—应用—蒙医—药理学 Ⅳ. ①R291.2

中国版本图书馆 CIP 数据核字（2020）第 129294 号

责任编辑 李　华　崔改泵
责任校对 贾海霞

出 版 者	中国农业科学技术出版社
	北京市中关村南大街12号　　　邮编：100081
电　　话	（010）82109708（编辑室）　（010）82109702（发行部）
	（010）82109709（读者服务部）
传　　真	（010）82106650
网　　址	http: // www.castp.cn
经 销 者	各地新华书店
印 刷 者	北京建宏印刷有限公司
开　　本	710mm×1 000mm　1/16
印　　张	6
字　　数	101千字
版　　次	2020年7月第1版　　2020年7月第1次印刷
定　　价	56.00元

本书得到以下项目及课题的资助，一并在此致以衷心的感谢。

1.内蒙古自治区布鲁氏菌病防治工程技术研究中心开放课题基金项目（MDK201851）——通辽地区6株布鲁氏菌基因组的提取与分离纯化。

2.内蒙古民族大学科学研究项目（NMDYB17165）——蒙药大叶铁线莲提取物抑菌及抗炎作用研究。

3.内蒙古自治区科技重大专项项目（2019ZD006）——人畜间布病综合防控技术集成与示范。

4.内蒙古自治区高等学校科学研究重点项目（NJZZ19148）——蒙西药联合调节免疫治疗慢性布鲁菌病的效果研究。

5.内蒙古民族大学特色交叉学科群建设项目（MDXK007）——蒙药防治布病研究。

6.内蒙古自治区自然科学基金项目（2019MS08035）——Ag85A提高S2布鲁氏菌疫苗免疫原性研究。

7.内蒙古自治区科技成果转化项目（CGZH2018157）——布病诊断鉴别技术的开发与应用。

8.内蒙古民族大学博士科研启动基金项目（BS500）——通辽地区布鲁氏菌株管家基因及基因型鉴定。

9.2018年内蒙古自治区布鲁氏菌病防治工程技术研究中心开放课题基金项目（MDK2018053）——布病新型羊用疫苗的构建及其免疫效果检测。

前　言

　　流式细胞技术（Flow cytometry，FCM）是利用流式细胞仪进行的一种单细胞定量分析和分选技术。具有检测速度快、通量高、灵敏度高、采集数据量大、节约样本及成本等特点。FCM几乎在所有的生命科学领域中都有应用，在医学的基础研究、临床的诊断和研究中应用尤为广泛，如白血病及淋巴瘤的免疫分型，获得性免疫缺陷综合征（Acquired immunodeficiency syndrome，AIDS）等感染性疾病、自身免疫病、肿瘤的诊断、疗效和预后判断等。FCM技术不仅是细胞技术，也可以结合分子生物学的其他技术对细胞或生物颗粒进行分析。

　　随着流式细胞仪制造水平的提升，流式细胞技术也在不断地突破与创新。检测技术从相对细胞计数到绝对细胞计数、从相对定量到绝对定量分析、从单色到多色荧光分析、从细胞膜成分到细胞内成分分析，还包括液体中可溶性成分的流式细胞分析和分子表型分析。近年来还涌现出了量化成像分析流式细胞分析技术、质谱流式细胞仪及体内流式细胞分析技术等新技术，流式细胞技术前景可观，必将成为无可取代的临床诊断辅助技术。

　　本书重点阐述流式细胞分析技术在白血病免疫分型以及其在蒙医蒙药药理学研究中的应用及最新研究进展。蒙医蒙药是著名的少数民族医药之一，是蒙古族人民长期同疾患作斗争的经验总结，并吸收中医、藏医经验逐渐形成的，具有鲜明的民族特色和地域特点，是祖国医学宝库的中药组成部分，具有很多极具民族特色的治疗方法和药物。用现代科学方法研究传统蒙药，探讨流式细胞仪在蒙药药理学研究中的应用，从免疫功能检测、细胞凋亡、抗肿瘤等角度为蒙药的研发利用提供理论依据。书中所介绍的技术与方法在临床或研究中已经得到广泛应用，可为读者直接应用或参考。本书还介绍了流式细胞分析的原理、技术、方法，配有大量图片，更形象直观，希望能帮助读者加深对流式细胞技术及其应用的了解，促进临床及科研工作的开展，尤其是为民族医学的研究提供思路。

本书将流式细胞分析与科研应用密切结合，具有科学性和实用性，除可供临床医师、检验医师、流式细胞分析专业人员使用外，也适用于基础医学、临床医学院校师生和研究人员在教学和科研中参考。不足之处在所难免，敬请读者、专家和同仁批评指正。

著　者
2020年5月

目　录

第一章 流式细胞分析原理

第一节 流式细胞仪简介

流式细胞仪（Flow cytometer，FCM）是将流体喷射技术、激光光学技术、γ-射线能谱技术及电子计算机等技术和显微荧光光度计集于一体的大型精密仪器（图1-1）。它是用于细胞或细胞颗粒定量分析和进行细胞分类研究的一种新技术，由该仪器进行上述工作的技术称为流式细胞分析技术（Flow cytometry）。流式细胞仪具有多参数性、准确性、快速性和高纯度的分选性等特点。

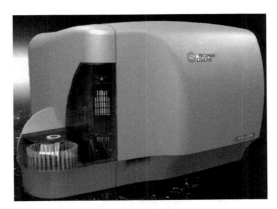

图1-1 流式细胞仪

一、流式细胞仪的主要工作原理

将待测细胞制备成单个细胞的悬液，细胞经特异性荧光染料染色后放入样品管中，在气体的压力下细胞被压进超声波振荡器喷嘴的中央。同时将无细胞的液体通过另一进入管压入喷嘴，使之形成包绕细胞悬液的鞘液，这样使细胞排列成稳定的单细胞队列。鞘液和细胞悬液组成一个圆形的流束，一起通过50μm喷嘴的圆形宝石孔喷出，成为细胞液柱。进入流动室，液柱与水平方向入射的激光束椭圆形焦斑垂直相交（相交点称为测量区），使细胞一个接一个地被入射光激发并产生荧光，同时产生光散射。在与激光入射光束和液柱垂直的方向放置光学系统（透镜、光阑、滤片和检测器等）并收集荧光和侧向散射光，前散射光则在前向小角进行探测。该信号被光电倍增管转换成电压脉冲和积分脉冲，使信号放大。放大后的信号经模—数转换后进入电子计算机，后者对这些电信号进行储存、分析、处理，最后显示试验结果。目前好的细胞仪不仅速度快（每秒钟可测量15 000个细胞），而且敏感性高，可测到有1 000个荧光染料分子的粒子，这是其他仪器所无法比拟的（图1-2）。

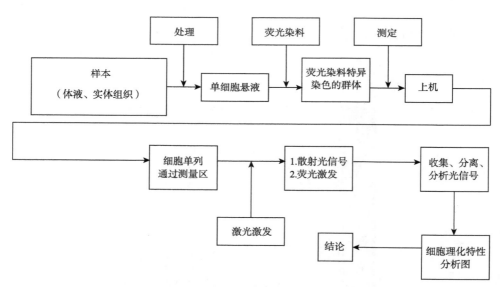

图1-2　流式细胞仪基本工作原理

二、细胞分选（Cell sorting）工作原理

进行细胞分选，则须在流动室的喷嘴上装配一个超声振荡压电晶体片。

当要进行分选时，给振荡装置充电，产生每秒4万次的振动频率，使自喷嘴射出的液柱断裂成一连串均匀的液滴，其形成速度为每秒3万多个。由于液滴形成的数量比同时通过的细胞数量多，所以实际上有相当部分液滴里没有细胞。由于液滴中的细胞是已被测定的细胞，如果其特性与被选定要进行分选的细胞特性相符，则仪器在这个被选定的细胞刚形成液滴时给整个液柱充以特定的电荷，这样，当被选定的细胞形成液滴时就带有特定的电荷，未被选定的细胞形成的细胞液滴及不含细胞的空白液滴不被充电，也不带电荷。带有电荷的液滴向下落入偏转板的高压静电场时，依据自身所带电荷正负向左或右发生偏转，落入各自的收集容器中。不带电荷的水滴则垂直下流，从而实现了细胞的分选。

三、技术指标

流式细胞仪检测的细胞，只要细胞内具有荧光物质（细胞色素），或能找到一种合适的荧光探针与被测物质特异性结合，又能被仪器上配备的光源激发和检测，均可进行测试分析。如可作为DNA、RNA探针，检测细胞内钙浓度的荧光探针，检测细胞膜电位探针，测试细胞内pH值的荧光探针，测量总蛋白量的探针和免疫荧光探针。流式细胞仪主要技术参数：荧光分辨率<1%，荧光灵敏度<0.3μm，分析速度10 000/s，样品浓度$5 \times 10^4 \sim 5 \times 10^6$个/ml，分析纯度>99%，分选速度15 000 ~ 20 000/s。

四、流式细胞分析技术的应用

（一）免疫学中的应用

由于流式细胞分析技术具有灵活、定量和快速的优点，目前广泛应用于免疫理论研究和临床实践各方面。免疫功能研究（包括细胞介导的细胞毒测定、吞噬功能试验、其他免疫指标的检测等）主要用于细胞表面标记及抗原决定簇的研究，细胞抗原表达的研究。

（二）细胞生物学中的应用

检测细胞凋亡，细胞周期分析，流式细胞核型分析。

（三）肿瘤学中的应用

癌前病变诊断（测量DNA含量的改变、有助于作出早期诊断），肿瘤细胞学诊断。此外，对肿瘤预后预测及评价肿瘤化疗疗效也有较大意义。

（四）血液学中的应用

血细胞学研究和血小板病的研究。

第二节　流式细胞分析技术在免疫学检查中的应用

由于流式细胞分析技术具有快速、准确和定量的特性，目前已广泛被应用于免疫学基础研究和逐步进入临床应用各方面，用流式细胞仪对细胞表面的抗原成分进行标记分析，可区别多种细胞的特性，为细胞免疫的研究增加了有效的手段和帮助。

一、淋巴细胞及其亚群的分析

淋巴细胞是机体免疫系统中的一群重要细胞群，是参与免疫调节和执行免疫功能的免疫活性细胞，主要分T细胞、B细胞和NK细胞三大类，该3类细胞群中，均有各自功能不同的亚群及活化细胞与静止细胞。在正常人体内，当T细胞或B细胞或NK细胞及其亚群的数量和功能发生异常时，就可能导致机体免疫功能紊乱并发生一系列的病理变化。在各种疾病的发生发展过程中对不同淋巴细胞的CD抗原进行测定，可了解外周血中各类淋巴细胞及其功能亚群的比例及动态变化。可帮助了解各种与免疫有关的疾病发病机制和细胞在参与免疫调节异常中的作用。同时，由于不同淋巴细胞亚群细胞在激活分化成熟过程中表达的CD抗原各有自己的抗原特性，通过单克隆抗体可将淋巴细胞分为不同种类及亚群，并能区分不同的活化状态，从而作为临床免疫研究的手段，成为细胞免疫检测的一项重要指标。

（一）淋巴细胞及亚群分析

外周成熟的T细胞特有的标志TCR，CD3是重要的表面抗原，再按CD分子不同表达的T细胞又分为CD4$^+$和CD8$^+$两大亚群（Subset），又称为辅助性T细胞（Helper T cell）和细胞毒性T细胞（Cytotoxic T cell，Tc）。采用三色标记单克隆荧光抗体，用FCM检测，可对T细胞及亚群作出精确分类。

1. Th细胞

一群表达CD3$^+$CD4$^+$CD8$^-$T细胞，受自身MHCⅡ类分子限制。能辅助B细胞分化成熟生成抗体产生细胞（浆细胞），参与促进细胞介导的免疫应答，Th细胞活化后可合成释放多种细胞因子，根据其产生的细胞因子类型不同又可进一步分为Th细胞的亚群。Th细胞释放的细胞因子参与调节T细胞、B细胞、NK细胞单核——巨噬细胞和其他免疫细胞的活性。

2. Tc细胞

一群表达CD3$^+$CD4$^-$CD8$^+$细胞，受自身MHCI类的分子限制。Tc细胞在T细胞免疫应答效应中发挥重要功能，主要特点是特异性直接杀伤靶细胞，Tc细胞能够杀伤所有表达MHCI类分子的靶细胞，Tc细胞在杀伤靶细胞的过程中自身不受损伤，并可反复行使杀伤功能，杀伤多个靶细胞。按Tc细胞分泌细胞因子的类型不同，又可分为不同亚群参与免疫调节反应。Tc细胞在参与机体的抗肿瘤免疫、抗病毒感染、移植排斥反应和自身免疫疾病中均起了重要作用。

（二）B淋巴细胞及亚群分析

外周血中成熟的B细胞为5%～15%，其特有的重要标志为BCR，即膜表面免疫球蛋白（SmIg），属于B细胞特有或涉及B细胞的CD分子有29种。成熟的B细胞主要表达CD19、CD20、CD21、CD22分子，同时检测CD5分子，可进一步将外周成熟的休止B细胞分为B1细胞和B2细胞。正常人外周血中以B2细胞为主，B2细胞通常在接受多数外来抗原的刺激后，经活化、增殖、分化以及伴随的体细胞突变和亲和力成熟过程，产生高亲和力抗体。B1细胞在个体发生、表型、分布和自我更新能力上均明显区别于B2细胞，构成一个独特的B细胞功能亚群，与免疫调节、自身免疫性疾病及B细胞源性肿瘤密切相关。

（三）NK细胞分析

自然杀伤细胞（Natural killer cell，NK细胞）为一组大颗粒的淋巴细胞，正常人外周血中成熟的NK细胞约10%，其主要的表面标志包括CD16、CD56、CD2（LFA-2）、CD11a/CD18（LFA-1）。目前临床上常用三色荧光抗体标记将CD3⁻CD16⁺CD56⁺淋巴细胞确定为NK细胞。NK细胞在机体的多种生理和病理过程中发挥重要作用，如在抗感染和抗肿瘤免疫作用中，NK细胞对病毒感染细胞和肿瘤等靶细胞产生由穿孔素、丝氨酸酯酶等介导的细胞毒性杀伤效应，致靶细胞死亡，也可通过ADCC效应，杀伤溶解被特异性IgG包被的肿瘤细胞。NK细胞还参与机体的免疫调节反应，研究表明NK细胞可抑制活化B细胞的增殖分化，对骨髓造血干细胞也具有一定抑制作用。NK细胞自身分泌的IFN-γ、TNF-β和GM-CSF等细胞因子参与机体免疫功能的调节。

二、淋巴细胞功能分析

淋巴细胞表面标志的检测不能完全了解各类淋巴细胞的功能，特别是对激活状态的淋巴细胞功能的检测，需采用细胞内细胞因子测定或体外培养后细胞的标记染色进行检测。

（一）细胞介导细胞毒性试验

体外培养的淋巴细胞在与靶细胞共同培养后，对靶细胞有杀伤功能，其杀伤活性强弱的测定可利用吖啶脂（PI）能渗透到死细胞致核染色的特点，用FCM分析死亡靶细胞的比例，了解淋巴细胞的细胞毒活性。也可利用荧光素双醋酸酯（FDA）能穿过活细胞胞膜进入细胞内，在细胞内受胞内酯酶水解产生荧光物质留在细胞内，当细胞受损伤时，荧光染料随细胞破裂而释放于基质液中，检测经体外培养淋巴细胞，靶细胞混合悬液，通过FCM测定残留活细胞比例，了解淋巴细胞的细胞毒活性[2]。

（二）细胞内细胞因子测定

细胞因子是由细胞分泌的蛋白质，在体内广泛参与免疫调节及炎症反应、组织修复、刺激细胞的增殖与凋亡等重要生理活动，在抵抗外来病原体侵袭及维持机体内环境平衡中起重要作用。某些疾病状态下，因内因或外因的刺激可导致细胞因子的表达减少或超量表达，从而参与疾病的发病及病理过程，故对细胞内细胞因子的测定具有重要的临床意义。采用FCM荧光免疫技术可从单细胞水平检测不同细胞亚群中的细胞因子，可用两种不同荧光素分别标记不同单抗，采用皂角蛋白试剂对细胞膜穿孔后，标记荧光抗体可对细胞内合成的细胞因子进行染色，通过FCM可在同一细胞内同时测定两种不同的细胞因子，甚至可用多参数流式细胞分析技术对胞内多种细胞因子进行测定。此法测定的细胞内细胞因子比测定外周血细胞因子更准确，但技术要求高，试验试剂较贵。

三、淋巴造血系统分化抗原及白血病免疫分型

血液病多为肿瘤性、免疫性和遗传性疾病，恶性血液病占其总数一半以上，FCM在淋巴瘤及血液病的发病机制、诊断、治疗和预后判断方面，都具有重要的价值。对淋巴细胞表面抗原进行连续检测可明确淋巴细胞分化过程中各阶段表面抗原的表达，由此可检出具有异常表型的淋巴细胞，而这类淋巴细胞往往是恶性肿瘤细胞。恶性淋巴瘤的典型特征是单一表型的单克隆淋巴细胞群；B细胞淋巴瘤的典型特征是检测单一表型的某一种轻链或重链和（或）某一特定的B淋巴细胞分化抗原；对T细胞样淋巴瘤的诊断依据是发现异常表型，而霍奇金淋巴瘤免疫表型分析意义不太大，临床较少进行。白血病患者的异常白细胞在分化过程中受外因或内因突变等因素的影响呈克隆性异常增殖的结果。其发病呈多阶段性，不同病因引起的白血病其发病机制不同，病理过程也不相同，针对血细胞分化的不同阶段而表达到细胞表面的抗原不相同，利用单克隆抗体对白血病细胞进行免疫分型，通过分型可以对导向性治疗和判断预后提供帮助。多色免疫分型对淋巴瘤和白血病的肿瘤细胞分析是非常有用的，在进行分析时，至少有5个参数参加分析血液中的肿瘤细胞，如前向和侧向散射光和至少3个荧光参数。这些荧光参数中有些是用于设门细胞标记，有些是特异性目标细胞标记参数。但需注意在进行多色分析时需考虑防止多荧光色素之间的相互干扰（如荧光光谱叠加或荧光淬灭）。进行多色免疫分型时应选择国际单抗委员会认证的用于试验诊断的单克隆抗体组合，以保证结果准确性。随着流式细胞仪功能及软件分析功能和单抗技术的进一步发展。目前已有不少单位对白血病和淋巴瘤标本除进行多

参数标记分析外，也同时测定细胞膜抗原、胞质抗原和DNA含量。重要的胞质内抗原有TdT、MPO、胞质内免疫球蛋白、CD3、CD22。检测胞质内抗原需用破膜剂来实现，一般先进行细胞膜抗原染色，然后固定和破膜标记胞质内抗原，最后标记DNA。在进行膜内外双染色过程时，需注意的是抗胞膜抗体上的荧光素效能不被破膜剂损坏，对胞质内抗原染色时要保证选择荧光素分子足够小到能透过细胞膜进入细胞内与胞质内抗原结合，又不破坏细胞结构的完整性。但需注意的是，对于某些胞膜和胞质内同时表达的抗原，要检测其在胞膜和胞质内表达情况，必须把标本分作两份，分别作表面和胞质内染色，在检测胞质内抗原时，表面表达的抗原必须被控制为阴性，只有在这样的参比下，阳性结果才能被视为胞浆抗原阳性。DNA含量检测与细胞周期分析对血液系统恶性疾病检测治疗和预后分析均相当重要。白血病的分类研究对白血病的准确分类是选择化疗方案和判断预后的重要依据，由于血细胞在其分化的不同阶段，承担不同功能时有不同的特征抗原表达，因此FCM结合单克隆抗体的应用可以提高白血病分类诊断的符合率，根据白血病细胞所表达到相关细胞种系的CD抗原，可对白血病进行分类和分期，如将其分为T细胞系、B细胞系、髓细胞系、红细胞系和巨核细胞系，并可对慢性粒细胞性白血病急性发作时的主要病变细胞进一步进行分析。同时FCM对白血病复发的主要根源，微小残留病变检出（MRD）具有高特异性和敏感性，可以对患者在缓解期进行检测，早期检出MRD避免疾病复发。

四、肿瘤耐药基因分析

MDR是由多种耐药基因编码的P糖蛋白（P-gp）亲脂化合物，包括多种抗癌药物和荧光染料的跨膜性排出泵。与人淋巴细胞排出荧光染料与细胞内P-gp的含量直接相关。当检测患者外周的淋巴细胞表达MDR阳性细胞时，说明患者对化疗药物开始出现耐药性，提示临床医师应更改治疗方案。

五、在AIDS病检测中的分析

艾滋病又称获得性免疫缺陷综合征（Acquired immune deficiency syndrome，AIDS）是由人类免疫缺陷病毒（HIV）感染人体后，HIV主要选择性侵入人类T淋巴细胞亚群中的CD4$^+$T辅助细胞，病毒侵入Th细胞后，病毒失去被膜，经逆向转录后形成单链DNA，再转录后形成双链DNA在病人的Th细胞中循环复制，使Th细胞群体受到破坏，T细胞亚群比例失衡，T淋巴细胞功能降低，进一步导致全身免疫功能受损，全身免疫状态下降。AIDS患者的一个特征性免疫诊断指标表现为：T淋巴细胞总数减少，T细胞亚群$CD4^+Th/CD8^+Tc$比例倒置，Th/Tc<1.0，Th细胞数量显著下降甚至测不出，而Tc细胞数量可正常或增加，NK细胞减少或活力下降，B淋巴细胞群则处于正常范围。流式细胞分析技术用于AIDS病免疫功能的检测是最重要的检测手段，采用三参数荧光标记计数可对T淋巴细胞及亚群进行分析，并通过动态监测T细胞亚群可对HIV感染者或AIDS发病者进行区别。仅为HIV携带者，病毒未复制时，其Th细胞下降不明显，当发展为AIDS时，Th细胞水平明显下降，如Th1细胞<Th2细胞时，HIV在细胞间的传播和感染更敏感，更易发生AIDS。同时，当HIV阳性而无症状的患者，其Tc对Tc激活剂不反应者，其体内$CD4^+Th$细胞水平下降迅速，条件致病微生物的感染率也同时增加，对Tc激活剂反应敏感者，可维持$CD4^+Th$细胞水平降低较慢或不降低，减少发生AIDS的概率。

六、自身免疫性疾病相关HLA抗原分析

已有证据表明，有些疾病的发病常与一些类型的HLA抗原的检出有关。因这些疾病中，某些HLA抗原的检出率较正常人群中所检出者为高。最典型的疾病是强直性脊柱炎，其外周血中白细胞HLA-B27的表达及表达程度与疾病的发生有很高的相关性。利用FCM可以进行HLA-B27/HLA-B7双标记抗体等检测HLA-B27阳性细胞，同时排出交叉反应，通常58%~97%的强直性脊柱炎患者可检出这种抗原，而正常人仅2%~7%可检出这种抗原，FCM的应用在该疾病的检测中快速、特异、敏感，为临床诊断提供有力帮助。

第三节 流式细胞仪的分析及分选原理

流式细胞仪由液流系统、光学与信号转换测试系统和信号处理及放大

的计算机系统三大基本结构组成。在对细胞悬液中的单个细胞或其超微结构进行多参数快速自动分析过程中，每秒钟能测量数千个至数万个细胞，能在分析过程中按试验设计要求对特定细胞进行分析，带分选系统的流式细胞仪还可按试验设计要求分选出具相同特征的同类型细胞，用于培养或进一步研究。流式细胞分析技术所具有的分析和分选功能主要涉及光学原理、光电转换原理和测试原理3部分。

一、工作原理

流式细胞仪的工作原理借鉴了荧光显微镜技术，将荧光显微镜的激发光源改为激光，使其具有更好的单色性与激发效率，同时利用荧光染料与单克隆抗体技术的发展，提高了检测的灵敏度和特异性，并将固定的标本台改为流动的单细胞悬液，用计算机进行光信号的数据处理分析，提高了检测速度与统计分析精确性，能同时从一个细胞上获取多种参数资料。

（一）基本组成结构

1. 液流系统

由样本和鞘液组成。待测细胞被制备成单个细胞的悬液，经荧光染料标记的单克隆抗体染色后置入样品管中，在清洁气体压力下进入流动室形成样本流；鞘液是辅助样本流被正常检测的基质液，其主要的作用是包裹在样本流的周围，使其保持处于喷嘴中心位置以保证检测精确性，同时又防止样本流中细胞靠近喷孔壁而堵塞喷孔（图1-3）。在这种动力液流状态下，待测细胞排成单列由流动室下的喷嘴中心喷出，形成单细胞液柱。细胞悬液进入鞘液中的孔径通常为50～300μm孔径。

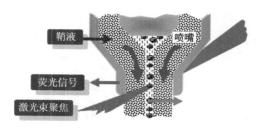

图1-3　鞘液与样本流聚焦原理

2. 光学系统

由激光光源、分光镜、光束成形器、透镜组、滤片和光电倍增管组成（图1-4）。

（1）激光光源。现代流式细胞仪采用的多为气冷式氩离子激光器，其激光束波长为488nm，功率为15mW。具有不散焦，容易聚焦成有高斯能量分布的光斑，光斑的直径可与细胞直径相近，保证测量数据精确性。

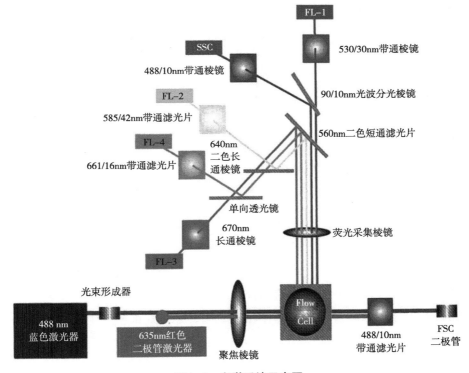

图1-4 光学系统示意图

（2）分光镜。作用是反射较长波长的光，通过较短波长的光。

（3）光束成形器。由两个十字交叉放置的圆柱形透镜组成，作用是将激光器发射的激光束聚焦成高15μm、宽57μm的椭圆光斑。

（4）透镜组。有3个透镜，作用是将激光和荧光变成平行光，同时除去离散的室内光。

（5）滤片。长通滤片（LP），允许长于设定波长的光通过；短通滤片

（SP），允许短于设定波长的光通过；带通滤片（BP），允许一定带宽的波长通过，其他波长的光不能通过，有525nm BP、575nm BP、620nm BP、675nm BP（图1-5）。

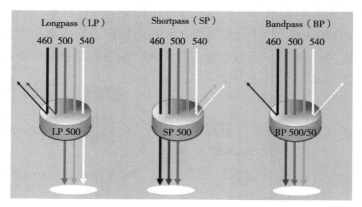

图1-5 流式细胞仪滤光片

（6）光电倍增管（Pholomultiplier tube，PMT）。由FS、SS、FL1、FL2、FL3、FL4组成，主要作用是检测荧光和散射光，同时将光学信号转换成电脉冲（数字数据）信号。当调整PMT电压，脉冲信号也发生改变。

3. 数据处理系统

主要由计算机及其软件组成。随着计算机功能的发展，各种专业软件的研究发明和升级，使检测信号的综合处理能力进一步增强，能对试验分析数据的存储、显示和分析更加智能化和自动化，是流式细胞仪组成部件中的重要环节。

（二）基本工作原理

按检测需要标记了特异性荧光染料的单细胞悬液和鞘液，分别经硅化管进入流动室，形成鞘液包裹细胞悬液的稳态单细胞液柱，该液柱以稳定的层流形式通过喷嘴高速射下，液柱与水平方向的高度聚焦的激光束垂直相交，单个细胞上标记的荧光染料在通过激光光斑时被激发而产生特异性荧光，同时，由于混合细胞群细胞大小和胞内颗粒的多少会被激发而产生不同的散射光。在入射光束与液柱垂直的方向有荧光检测系统和散射光感受系统，用于收集荧光信号和侧向散射光信号，前向散射光感受器在前向小角探测接受前向光信号。被接收的光电信号被光电倍增管转换成电压脉冲和积分脉冲，使信号放大，该信号进入计算机系统进行数据转换、储存、分析、处理，按不同的检测设计采用相应软件程序对结果进行综合分析，并以图像和数据显示于荧光屏上，包括单参数和二维或三维图像资料、阳性细胞百分率、$X \pm S$、斜率、峰值、峰面积等多参数资料。一台好的流式细胞仪每秒可测量15 000个细胞，测定1 000个荧光染料分子的粒子，这是目前其他仪器尚无法做到的。

　　流式细胞仪产生分析的电信号主要是光散射信号和荧光信号，流式细胞仪依据细胞流经光照射区时电压信号的强弱来分析和分选细胞（图1-6）。

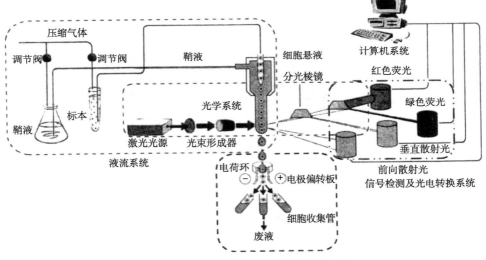

图1-6　流式细胞仪分析系统及分选系统

二、散射光的测定

　　散射光信号的产生是细胞在液柱中与激光束相交时向周围360°立体角方向散射的光线信号，散射光的强弱与细胞的大小、形状、光学同性、胞内颗粒折射有关，与接收散射光的方向也有关。流式细胞仪中涉及的散射光信号分为前向散射光（Forword scatter，FS）和侧向散射光（Side scatter，SS）。

（一）前向散射光

激光束照射细胞时，光以相对轴较小的角度（0.5°～10°）向前方散射信号（图1-7）。在激光束正前方的检测器为前向散射光检测器，其收集的散射光信号又称为小角散射，对同一个细胞群体，FS信号的强弱与细胞的体积大小成正比，因此可以说FS用于检测细胞或其他粒子物体的表面属性。

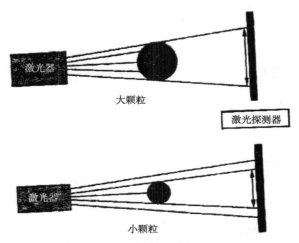

图1-7　前向散射光信号示意图

（二）侧向散射光

激光束照射细胞时，光以90°角散射的信号，与激光束垂直方向的检测器为侧向检测器，也称为90°散射光检测器。其收集的散射光信号主要由细胞的致密性及粒度折射产生，SS信号的强弱与细胞或其他颗粒的大小、形状及粒度成正比。由于SS对细胞膜、胞质、核膜的折射率更加敏感，特别是对胞质中的大颗粒成分也有光信号产生，SS用于检测细胞内部结构属性，可获得有关细胞内超微结构和颗粒性质的参数。

散射光波长与入射光波长一致，检测时须用阻挡棒挡住入射光进入散射光检测器。测得的FS与SS信号通过计算机工作站的处理，可得FS-SS二维点图。由此可仅用散射光信号对未染色的活细胞进行分析或分选。但是，当被测细胞群体是非球形时，由于它们在液流柱中的位置不同，可使散射光信号发生不均一性，影响信号收集及处理，使分析检测的精确性降低。

三、荧光测量

荧光信号由被检细胞上标记的特异性荧光染料受激光激发后产生，发射的荧光波长与激发光波长不相同。每种荧光染料都有特定的激发波长，激发后又会产生特定波长荧光和颜色，如绿色、黄色、红色等。通过一些波长选择通透性滤光片，可将不同波长的散射光、荧光信号区分开，并送到不同的光电倍增管，经过一系列信号转换、放大、数字化处理，就可以在计算机上直观地统计染上各种荧光染料的细胞百分率。选择不同的单克隆抗体及荧光染料就可以利用流式细胞仪同时测定一个细胞上的多个不同特征。流式细胞仪的检测原理中最重要的一点就是采用荧光检测器检测特定荧光的特定发射波长。

（一）光信号测量

荧光信号的放大测定通常使用线性放大器和对数放大器。线性放大器对信号的输出与输入是线性关系，输入信号放大几倍，输出信号也放大相同倍数，而对数放大器对信号的输入与输出是对数关系，当输入信号比过去增加10倍时，其输出信号由1转变为2。当输入信号增加100倍时，输出信号由2变为3。

线性放大器用于测量信号强度变化范围较小时的信号或代表生物学线性过程的信号，如前向散射光的测量与$CD3^+$细胞DNA指数的测量。

对数放大器用于测量信号强度变化范围较大且光谱信号较复杂的信号，在免疫测量中最常使用。在免疫分析样品中，不同的免疫细胞被特定荧光染料标记后，会出现不同荧光强度的细胞亚群及阴性细胞，对这些细胞亚群需同时测量荧光信号时，线性放大器很难将这些复杂光谱信号展现及分开，对数信号可使超出线性测定范围的强信号落在可测量的范围内，并使在线性中不易区分的弱信号放大而被区分，而使用对数放大器即可完成以上检测。最新的仪器中传统的对数放大器已改为利用数字信号进行对数转换，使信号保持高水平的线性度和重复性，为仪器与仪器之间的质量控制打下基础，保证资料来源的稳定性。

　　目前使用的流式细胞仪至少能用一个激光束检测三色甚至四色激发荧光信号。从而使仪器的检测特异性及精确性进一步提高。最常用于单克隆抗体标记的3种荧光染料分别是FITC、PE、ECD或Pecy5，其均能在488nm激光下发出525nm、575nm、620nm或675nm的绿色、橙色、橙红色或红色荧光（图1-8）。在仪器设计中选择了相应的滤光片及3～4个荧光检测器，使每种荧光仅被一个检测器检测，而不会被检测到另一波长荧光信号，从而保证光信号接受的准确性。

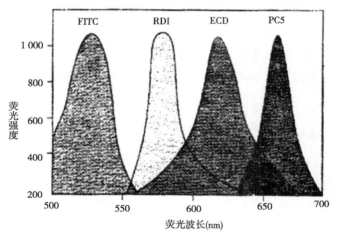

图1-8　荧光发射光谱

（二）荧光补偿

　　在实际检测中，仅依靠滤光片是不能完全阻挡干扰信号的。由图1-8可见在每两种荧光的发射光信号中仍有不可避免的重叠现象，该重叠区越大，信号检测的准确性越差，通常采用荧光补偿的方法来消除重叠信号，保证检测信号的准确性，被同时测定的不同波长荧光信号越多，荧光补偿校正的复杂性就越大。当补偿处理不完全时，进行样品检测，获得的是不完全准确的信号结果，将造成试验分析误导，甚至无可挽回的资料损失（图1-9）。过去在操作中采用人工调节补偿，现在完全由计算机工作软件进行自动跟踪调节补偿，使检测的精确性大大提高，特别是临床检测中每一患者样本因个体差异引起的细胞群位置变化调整，都由计算机跟踪完成。

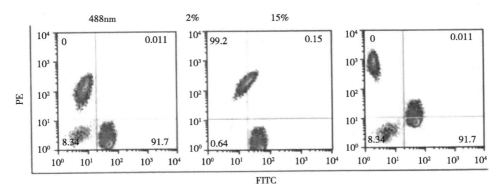

图1-9 流式细胞仪补偿调节原理

四、细胞分选原理

（一）分选的基本原理

通过流式细胞仪进行细胞分选的主要目的是对具有某种特征的细胞需进一步培养、研究时进行的。需用带有分选装置的流式细胞仪才能进行分选工作（图1-10）。

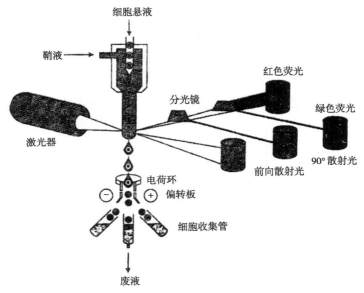

图1-10 流式细胞仪分选工作原理

当细胞悬液形成液流柱经流动室，流动室上方的压电晶体产生机械振动带动流动室以相同频率进行振动，使液流柱断裂成一连串均匀的液滴，其形成的速率约每秒3万个。仅少量液滴含有细胞，同时有大量不含细胞的空白液滴。当试验设计中设定了被分选细胞的特性参数时，此类细胞在形成液滴时会被充电，使其带有正电荷或负电荷，未被设定分选参数的细胞及空白液滴不带电荷。带电荷的液滴在落入电极偏转板的高压静电场，依所带电荷是正或是负而发生向右或向左道偏转，落入指定的收集管中，完成细胞分选的目的。

（二）分选的技术要求

细胞分选对仪器的性能要求较高，整个分选过程在计算机控制下完成，为保证分选细胞的活性及纯度，应考虑分选速度、分选收获率和分选得率对分选结果的影响。

1. 分选速度

进行细胞分选，一般要求分选速度至少达5 000个/s，以保证被分选细胞的生物学活性不受影响。目前的仪器可达7 000个/s。特殊需要时，加入特别的附件及电极加压，最高速度可达2万~3万个/s。但该指标是一个相对指标，因为分选细胞在细胞悬液中的含量与分选速度有直接关系。被分选细胞含量较高，速度快；否则反之。对分选速度的要求应按细胞的特性决定，例如对培养细胞的分选，因其细胞膜脆弱，不易选择高速，而骨髓来源的细胞因被分选细胞在总细胞群体中所占比例不高，故需选择高速以保证分选得率及收获率。

2. 分选纯度

分选纯度与仪器的精密度直接相关，同时与被分选细胞与细胞悬液中其他细胞有无相互重叠的生物学特性密切相关。目前具分选功能的流式细胞仪在仪器的精密度及计算机程序软件设置方面具有可靠的保证，因此保证分选细胞的纯度就与选择细胞与细胞之间的生物学特性直接相关，同时也与试验设计的选择密切相关。

3. 分选收获率

收获率是指设定通过测量点的分选细胞与实际收获的分选细胞之间的比率。收获率的高低同样与被分选细胞和不选细胞间的生物学特性是否重叠有一定关系。收获率与纯度之间有相对应关系。当被要求分选定细胞纯度高，收获率相对低，当被要求分选定细胞收获率高，其纯度就相对降低。现在的仪器设置收获率均都在95%以上。在实际工作中，应按照试验要求对仪器操作设置条件进行合理选择，一般情况下最好选择双优先，在不影响纯度的情况下，获得最高的收获率。

4. 分选得率

指从一群体细胞悬液中分辨出目的细胞的总量，再经分选后获得到目的细胞的实际得率。该得率与分选的速度密切相关，当分选速度过高，细胞信号瞬间通过检测，会使有的目的细胞漏检，使得率下降，分选速度降低，目的细胞信号被检时间增加，得率增加。

第四节　流式细胞仪数据的显示与分析

流式细胞仪对细胞产生各种电信号的收集，最终将以数字及图示形式表示。每种信号（除外前向散射光信号）都包括峰值脉冲信号和面积脉冲信号两种。峰值脉冲信号（Peak pulse）指的是脉冲的高度，面积脉冲信号（Integrated pulse）指的是电压脉冲曲线内区域的大小。这两种信号通过计算机处理后以线性形式或对数形式进行表示，并以图形及数字表示，形成流式细胞仪的试验资料，主要包括数字资料与图像资料。各种图形资料是用于显示各个参数间的相互关系，只有在理解图形资料的基础上，才能对试验结果进行分析了解。

一、参数

流式细胞仪的数据参数是指仪器采集的用于分析的信号，包括前向散射光（线性、对数）（FS），反映颗粒的大小；侧向散射光（线性、对数）

（SS），反映颗粒的内部结构复杂程度、表面的光滑程度；荧光（线性、对数、峰值）（FL），反映颗粒被染上荧光部分数量的多少，根据仪器的不同配置，同一颗粒上可以同时检测多种荧光信号。

二、数据显示方式

流式细胞仪的数据显示通常有如下几种方式。

（一）单参数直方图

单参数直方图是一维资料用得最多的图形，往往由一维参数（荧光或散射光）与颗粒计数（Count）构成，反映同样荧光强度的颗粒数量的多少，可用于定性、定量资料的分析（图1-11）。在图1-11中，纵坐标表示被测细胞的相对数量，横坐标表示荧光信号或散射光信号波长的相对值，该值表示单位为信道（Channel），信道与仪器内荧光强度产生的脉冲信号相关，所有的直方图均有1 024个信号通道，可以是线性的也可以是对数的，与信号收接器的类型和试验选择有关。被测细胞信道信号的自动连接与直方图的分辨率有关。单参数直方图只能表明一个参数与细胞数量间的关系，不能显示两个独立的参数与细胞的关系，是通过线性门进行测量。

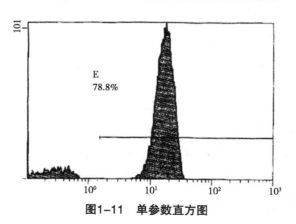

图1-11　单参数直方图

（二）双参数直方图

双参数直方图是一种细胞数与双测量参数的图形，纵轴与横轴分别代表被测细胞的两个测量参数，根据这两个测量参数，就可确定细胞在双参数直方图上的表达位置。双参数信号采用的是对数信号，最常用的基本表示法是用点密图显示。将多个双参数图叠加，可在同一屏幕上观察被检测细胞的特性及在该群细胞中的分布。每一个点代表一个细胞，采用设置十字门来区分，临床检测中可清晰了解每一区域的细胞表达。

1. 点图

点图由两维参数构成，利用颗粒密度反映同样荧光强度的颗粒数量的多少（图1-12）。X轴和Y轴分别代表一种参数。每一个点都代表一种细胞（图1-13）。

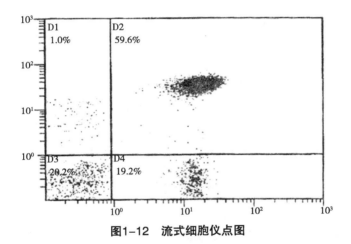

图1-12 流式细胞仪点图

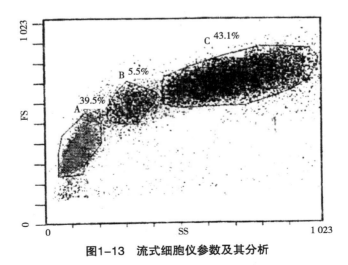

图1-13 流式细胞仪参数及其分析

2. 二维等高图

等高线图由类似地图上的等高线组成，其本质也是双参数直方图（图1-14）。与点图不同的是用等高线来表示细胞数量。一条等高线连接相同细胞数的点，也就是说，该等高线上的单位面积代表了该细胞数的地方，不同的等高线代表不同的细胞数量，越往里面的线上的点代表的细胞数越多，等高线越密集，细胞数变化越快。等高线选择常采用等间距等高线或对数等高线。

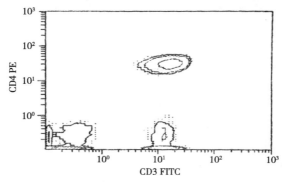

图1-14　流式细胞仪二维等高图

3. 假三维等高图

假三维等高图是计算机软件在二维等高图基础上作出的三维立体图，由于图中的一维不是参数，而是细胞数，因而称为假三维图（图1-15）。该立体图在现行流式细胞仪软件中可以作全方位的旋转或倾斜，以观察细节。

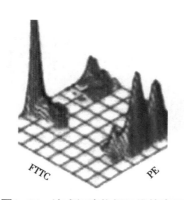

图1-15　流式细胞仪假三维等高图

（三）三参数直方图

流式细胞仪的软件技术发展到今天，不少商品化的软件均提供三参数直方图功能，这意味着这一类直方图的三维坐标均为参数（散射光或荧光）而非细胞数。这一立体图以点图为显示方式，同样可以作全方位旋转以便仔细观察（图1-16）。

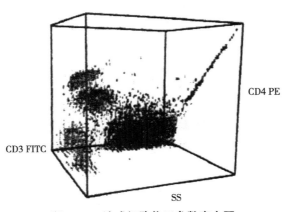

CD4 PE

CD3 FITC

SS

图1-16　流式细胞仪三参数直方图

（四）流式细胞仪的多参数分析

当细胞标记了多色荧光在流式细胞仪上被激光激发后，所得到的荧光信号和散射光信号可以根据需要进行组合分析以获得所需的信息，这就是流式细胞仪的多参数分析。这类多参数分析一般都基于双参数直方图或单参数直方图，利用所得参数的两两组合并利用设门（Gate）技术，体现参数间的相互关系。区域（Region）和门的设置是多参数分析的基础。

1. Region设置

指在同一张单参数或双参数直方图上根据信号的强弱划定分析区域，从而计算分析区域内的细胞数量。

2. Gate设置

指在某一张选定参数的直方图上根据该图的细胞群分布选定其中想要分析的特定细胞群，并要求该样本所有其他参数组合的直方图只体现这群细胞的分布情况。

例如，当分离的白细胞经过CD3-FITC（绿色荧光）/CD4-PE（红色荧光）标记后上机采样时其荧光信号和散射光信号可被采集并通过直方图反映。

要进行多参数分析，除了在样本采集时需采集足够的细胞数量以及所有待分析的参数以外，必须使用List Mode的存储方式，这种存储方式可以对一个样本存储所有采集的信号及其相互关系，以便用于数据分析。

第五节　流式细胞仪免疫检测样品制备

需用流式细胞仪测定的样本，不论是外周血细胞、培养细胞或组织来源细胞，首先应保证是单细胞悬液，对不同来源的细胞制备成单细胞悬液有不同的处理程序。因为流式细胞仪测量的是每个细胞所产生的散射光和荧光信号，如果两个或多个细胞间粘连重叠或因细胞碎片过多，都会影响信号的收集及所收集信号的真实性，所以制备单细胞悬液是进行流式细胞分析最关键的第一步。

一、外周血淋巴细胞样品的制备

新鲜获取的外周血是天然的单细胞悬液，血液中含有的单核细胞、淋巴细胞、血小板是最常用于检测的细胞成分。为了减少检测时的干扰因素，通常在测定前将单核细胞或血小板从血液中分离出来，制成单细胞悬液再进行标记染色。

单核细胞的分离制备，最常用的方法是单次密度梯度离心法。采用淋巴细胞分离液分离外周血中单核细胞。淋巴细胞分离液的主要成分是聚蔗糖（商品名为Ficoll），分子量为40KD，具有高密度、低渗透压、无毒性的特点，为维持其密度，该溶液中通常还含有泛影葡胺（Urografin）共同组成适用于单核淋巴细胞分离的密度［比重为（1.017 7 ± 0.001）g/ml的Ficoll分层液］。

血液中各类型细胞成分的体积、形态、密度均不相同，红细胞的密度为1.093g/ml，粒细胞密度为1.076g/ml，血小板密度为1.036g/ml。当新鲜全血加入含有密度为1.077g/ml的Ficoll分层液试管中后，通过离心，可使密度大于分层液的红细胞因与高分子聚蔗糖的接触可使体积迅速增大，凝集形成串钱状而增加沉降系数，粒细胞迅速沉于管底，密度小于分层液的血小板，细胞碎片层漂浮于上层血浆中，而密度与分离液相当的单核淋巴细胞位于试管中段介于分层液与血浆层的界面中，吸取该层细胞再经Hanks液或生理盐水离心洗涤后重悬，即为单核细胞悬液，此法分离的单核淋巴细胞占90%~95%。制备好的单细胞悬液可进行荧光标记染色。

二、培养细胞的样品制备

培养细胞是贴壁生长的单层细胞，在制备成单细胞悬液前需先加蛋白酶消化后用机械吹打的方法使生长细胞从玻璃壁上脱落下来。离心去除培养液后，再加少量PBS液或生理盐水，应用巴氏吸管反复吹打细胞使其呈单细胞状态，但需注意吹打用力的均一性，避免使细胞损伤破裂。采用400目尼龙网过滤该细胞悬液以除去残留的粘连细胞，调整细胞数后，用显微镜进一步观察细胞是否为单细胞悬液，如培养细胞是悬浮生长，可不用胰酶消化处理，直接吹打制备单细胞悬液备用。

三、新鲜实体组织单细胞悬液的制备

对新鲜实体组织进行单细胞悬液的制备是一个较困难又复杂的技术操作。对于将组织细胞分解为单个细胞，首先应破坏组织间的胶原纤维，水解组织间的黏多糖和分解组织间的蛋白质物质。在这一过程中，要达到既分离细胞，又不损伤细胞是理想的目的。因此，最常用的方法有机械法、酶处理法、化学试剂处理法和表面活性剂处理法4种方式。但实际操作中无论采用何种方法，都会使细胞的表面膜结构、细胞活性与功能、细胞DNA完整性等受到不同程度的损伤，特别是要获得足够上机检测的细胞含量，需一定量的组织块。机械法主要采用外加压力如使用剪碎法、网搓法、研磨法而使细胞从组织间释放出来，这种方法对细胞的损伤较大，细胞碎片较多，成活细胞较少，每克组织的单细胞得率较低。酶处理法常用胰酶、胶原酶、胃蛋白酶来破坏组织间的胶原纤维，水解组织间的黏多糖，分解组织间的蛋白质物质。化学试剂处理法主要是采用乙二胺四乙酸二钠（EDTA）或乙二醇双乙胺醚-N，N′-四乙酸（EGTA）与胰酶的螯合物加入组织薄片中，将组织细胞间起粘连作用的钙、镁离子置换出来，而达到细胞分解的目的。表面活性剂处理法主要是破坏细胞膜结构，使细胞核被释放到悬液中而制备出单个细胞核成分悬液备用。

四、单细胞悬液的保存

对于已制备好的单细胞悬液不能立即上机检测时，为防止细胞自溶破坏，需采用一些特殊的方法对单细胞悬液进行处理后保存，以保持细胞膜原有的特性，又不影响检测结果。最常用的处理方法有3种：深低温保存法、乙醇或甲醇保存法、甲醛或多聚甲醛固定法。

（一）深低温保存法

将已制备好的单细胞悬液装入有盖塑料管中。然后将该塑料管放入装有无水乙醇与干冰混合物的盒子里，并将该盒子放入低温冰箱内保存，使细胞在新鲜状态快速冷冻，需上机检测时将塑料管取出，使其在37℃迅速冰融，恢复成新鲜状态的单细胞悬液，可使单细胞悬液至少保存一年。

（二）乙醇或甲醇保存法

将70%的冷乙醇或75%的甲醇置入有盖塑料管中，然后将待保存细胞悬液缓慢加入冷乙醇或冷甲醇液中，边加边震荡以避免细胞膜表面蛋白被凝结。盖上管后置4℃冰箱保存，该方法可较好地保持细胞形态和生物学特性均不发生改变，但保存细胞悬液时间最好不超过2周。

（三）甲醛或多聚甲醛固定法

甲醛或多聚甲醛固定后的单细胞不再具有生物学活性，但对细胞表面免疫荧光染色分析不受影响，该方法固定处理的细胞保存时间可达2个月。

第六节　免疫分析中常用的荧光染料与标记染色

在流式细胞免疫分析技术中，被测定的信号参数主要包括散射光信号和荧光信号两种，荧光信号来自细胞的自发荧光或被分析细胞经特异性荧光标记染色后，排成单列流动时，通过激光束激发后所发射的。因此，被分析细胞在制备成单细胞悬液后，必须经过与荧光染料结合的特异性抗体标记染色后才能上机进行检测。因此，荧光染料的选择和标记染色都是保证荧光产生非常关键的技术指标。

一、免疫荧光标记最常用的荧光染料

在流式免疫技术中，对荧光染料的使用不同于其他标记染色，适用于免疫荧光染色的染料需具备以下几个条件。荧光染料必须应有较高的量子产额和消光系数；荧光染料对488nm的激光波长有较强的吸收，发射光波长与激发光波长之间应有较大的波长差，容易与被标记的单克隆抗体结合而不影响抗体自身的特异性。最常用的染料有异硫氰基荧光素（FITC）、藻红蛋白（Phycoerythrin，PE）、罗丹明（Rhodamine）（表1-1）。

表1-1 常用荧光染料的特性

荧光染料	分子量	激发波长（nm）	发射波长（nm）	颜色	用途
FITC	390	488	525	深蓝	免疫荧光
PE（RDI）	240 000	488	575	橙色	免疫荧光
ECD		488	620	橙红色	免疫荧光
PeCy5	224 000	488	670	红色	免疫荧光
PeCy7	224 000	488	755	深红色	免疫荧光
PI		488	620	橙红色	DNA染色
APC	104 000	633	670	红色	免疫荧光

（一）FITC

异硫氰酸荧光素（Fluorescein isolhiocyanate）是一种酸性荧光染料，分子量390KD，易溶于水，以共价键结合与蛋白质带正电荷的氨基端的位点

结合，在488nm氩离子激光器的激发下，可产生亮绿色荧光。FITC是免疫荧光标记最常用的荧光探针，因FITC与抗体的结合不影响抗体自身特异性发生改变而被广泛用于标记各种特异性抗体，如抗CD抗原类、抗膜糖蛋白类、抗细胞表面受体类等。利用FITC与这些抗体的标记结合，作为特异荧光探针，再与被检细胞进行特异性标记染色后，可以检测细胞表面抗原、抗体、受体、蛋白产物及细胞内部结构等多种参数指标。为临床观察或研究提供可靠的试验数据。尽管FITC是免疫荧光技术中最常用的染料，但其发射荧光的强度受溶液的pH值环境影响较大，当溶液pH值偏酸性时，荧光强度降低。用此应用时FITC的工作环境pH值最好偏中性，以保证发射荧光的稳定性。

（二）得州红

得州红（Texas red）和异硫氰酸基罗丹明X（Rhodamine X，X-RITc）都是罗丹明的衍生物，因其与生物素偶联的抗体有很强的亲和力，也是用于标记单克隆抗体常用的荧光染料。

得州红的稳定性较好，对pH值变化不敏感，其荧光受细胞的自发荧光干扰小，缺点是不易溶于水，当其与抗体偶联后荧光的量子产额较FITC低。其激发波长568nm，发射波长615nm，产生红色荧光。

（三）藻胆蛋白类（Family of phycobilin protcins）

藻胆蛋白类是近年来用于荧光分析和标记各类抗体的最常用荧光染料，主要包括藻红蛋白（Phycoerythirn，PE）、藻青蛋白（Phycocyanin，PC）、别藻青蛋白（Allophycocyanin，APC）3类。藻胆蛋白属于青藻和红藻菌类的自然荧光染料，其结构由多个带开链四吡咯色基的多肽组成，分子量较大，为104 000～240 000kD。易溶于水，不同类型的藻胆蛋白染料可被不同波长的激发光激发，但其发射因具有较多的发光基团，其消光系统和光量子产量较高，荧光产生强而稳定，不易淬灭，对环境pH值变化不太敏感，适应性强，波长范围变化不大，多发生橙色至红色荧光。藻胆蛋白类染料与单克隆抗体偶联形成特异性标记物后，不会使抗体的活性及特异性发生改变。在这类染料中，最常用的免疫荧光标记物是藻红蛋白（PE），其荧光发射强度比FITC强19倍，是目前与FITC一起在双参数免疫荧光标记中使用最多的两类免疫荧光染料。别藻青蛋白是藻胆蛋白中的一类，也是免疫标记中常用的荧光染料，但其不能被488nm激发光激发，而只能被633nm的激发光激发产生670nm的红色荧光，因而常用于双激光管的仪器分析上。

（四）能量传递染料

由于有些荧光染料的激发波长不相同，因此在使用双参数荧光分析时，如用一个激发光源进行激发，可使两荧光光量子产额相差大，两发射光谱间重叠交叉较多，而影响结果分析，为减少两荧光发射光谱交叉重叠，需使用激发波长各不相同的双激发光源进行激发，这增加了仪器的复杂性，也不利于临床操作。故近两年国外有公司研制推出能量传递复合染料，主要用化学法将两种不同激发波长的染料结合在一起，在488nm波长激发光照射下，通过一个荧光染料被激发后产生的发射波长激发另一荧光染料产生荧光信号，从而检测到该特定荧光信号。最常用的能量复合型染料是藻红蛋白花青苷5（Phycoerythrin cyanin5，PeCy5）、藻红蛋白花青苷7（Phycoerythrin cyanin7，PeCy7）、藻红蛋白-得州红（Energy coupled dye、ECD）。当488nm激光束激发该类复合染料时，复合染料中的PE被激发产生575nm发射波长，由该波长转而激发得州红产生620nm波长橙红荧光信号，或藻红蛋白花青苷5被激发产生670nm波长红色荧光信号，或藻红蛋白花青苷7被激发产生755nm波长染红色荧光信号（图1-17）。

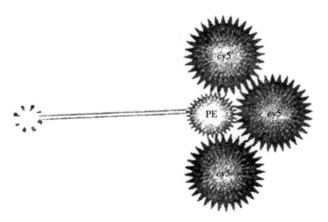

图1-17 能量复合型染料

能量传递复合型染料的应用对同一激光束激发分析单个细胞分子的多参数资料提供更方便科学的手段，但该类试剂因合成手段复杂，成本较高。

二、免疫荧光标记

定量细胞荧光染色，要求对细胞成分的染色均匀，并保证荧光染料分子数与被染色的细胞或成分间有一定的量效关系，以保证荧光分子被激发时，产生最大的量子产额和稳定的荧光强度。当激发光功率增强时，荧光强度相应按比例增加，当量子产额达到1.0时，此时如继续增加激发光强度，其荧光强度由于不会增加反而会因一个荧光分子发射被邻近的分子吸收猝熄而出现荧光猝灭现象。此时如加大荧光染料浓度均不能增加量子产额和荧光强度。因此掌握荧光染料在应用时的适当浓度，非常重要。

荧光强度与光量子产额之间的关系由下式表示：

$$F=Q（I-e\varepsilon CL）$$

式中：F表示荧光强度，Q表示光量子产额，I表示激发光强度，ε表示消化系数，C表示染液浓度，L表示溶液厚度。荧光染料与细胞成分的结合主要为4种方式：第一种为结构亲和式，以静电力结合的方式，基本原理为带正电荷的荧光分子与带负电荷的核酸分子磷酸基团相互吸引结合，该方式因其结合力较弱，易造成荧光分子的丢失；第二种为嵌入结合方式，基本原理是荧光分子直接嵌入核酸碱基对中，该方式结合紧密稳固不易造成荧光染料分子的丢失；第三种为共价键结合方式，细胞DNA键的连接之间以原子结合方式展开，荧光分子与其形成共价结合方式，该方式如在染色过程中洗涤次数较多时，易造成荧光分子的丢失；第四种为荧光标记抗体特异性结合方式，荧光分子与单克隆抗体的F（ab′）2片段氨基发生化学反应而形成荧光标记基团，被标记抗体与抗原特异性结合而发射荧光，此方法结合紧密、荧光分子不易丢失，如一个抗体分子可结合15~20个FITC分子。前3种染色方式常用于细胞内成分的染色分析，第四种方式为流式免疫荧光分析所常用。在进行流式细胞分析前，首先应将已调好细胞比例［通常为（2~4）×10^6ml］的细胞悬液进行免疫荧光标记染色才能上机检测。通常应用的标记染色为直接免疫荧光染色和间接免疫荧光染色两种方法。免疫荧光标记采用的是抗原抗体特异性结合的原理，具有抗原表达的细胞或亚单位与相应抗体结合而形成抗原抗体荧光复合物，未与抗原结合的荧光抗体被洗脱，当流式细胞仪检测时，检测到的光信号即为特异性荧光信号。

（一）直接免疫荧光染色法

直接免疫荧光染色法多用于对细胞表面标志的染色分析，选用单克隆荧光抗体是直接针对细胞表面抗原特异性标志的单一抗体，一个抗体针对一个抗原，如需对该荧光细胞进行双参数或三参数分析，需选用两个或三个特异性荧光标记的单克隆抗体，因其荧光素的波长也不相同，才有利于仪器的区分。例如，对人类T淋巴细胞及亚群分析时，选用的单抗为抗CD3-FITC、抗CD4-PE、抗CD8-PeCy5进行直接标记，标记后细胞表面表达的CD3、CD4、CD8抗原与各自的单抗特异性结合，待上机检测备用。已标记好的淋巴细胞可置冰箱48h，可用甲醛或甲醇固定。直接免疫荧光分析特异性强，荧光标记干扰因素少，但需购买多种荧光标记单抗。

（二）间接免疫荧光染色法

间接免疫荧光染色法应用较广泛，特别适用于一些研究分析，其基本原理是选用特异性单抗（一抗）与待测淋巴细胞结合后，再用荧光素标记的第二抗体（针对一抗的抗原特异性的）进行标记染色。形成抗原抗体荧光抗体复合物后待上机分析。间接荧光免疫标记最适用一些新的未知抗原的检测，该方法不需要标记多种荧光抗体，只要标记几类种属特异性不相同的二抗即可。例如，一抗为小鼠抗人IgG，则二抗可选用FITC或PE标记的豚鼠抗小鼠IgG抗体；或一抗为豚鼠抗人IgG抗体，二抗选用FITC或PE标记的小鼠抗豚鼠IgG抗体。这样可使用针对抗原多样性的多种一抗，而共属性较强的荧光标记二抗。间接免疫荧光分析操作步骤和干扰因素多于直接法，选择二抗时应特别注意与一抗间的特异性才能保证特异荧光信号不被减弱。

（三）双参数或多参数分析时荧光抗体的组合标记

由于流式细胞仪及软件系统的飞速发展，临床检测工作中对免疫细胞分析多希望获取双参数或多参数数据资料。目前研究应用中多采用二色标记或三色甚至四色标记，已能直接从厂家购买临床检测常用的商品化多色标记抗体，但在工作中也因进一步分析或研究所需，自己组合荧光标记的单抗，因此选择组合时应考虑到免疫荧光染料与激发光源及荧光染料之间的相互结合问题。注意避免使用一种光源波长（488nm）激发两种荧光染料时出现光谱间的较大重叠及交叉，从而影响对细胞亚群的区分，出现错误结果。另外，也需注意的是有些自己组合的染料不能同时被488nm的激光束激发，只能用于同时具有488nm、633nm双激光管的流式细胞仪，选择时应予以注意（表1-2）。

表1-2　最常用的免疫荧光染料组合试剂

荧光染料	激发波长（nm）	发射波长（nm）	颜色
ITC+PE（双色）	488	525、575	绿色、橙色
FITC+Texas Red	488	525	绿色
	568	615	红色
FITC+Pecy5（双色）	488	525、675	绿色、红色
FITC+ECD	488	525、625	绿色、橙红色
FITC+PE+Pecy5（三色）	488	525、575、675	绿色、橙色、红色
FITC+ECD+Pecy5（三色）	488	525、625、675	绿色、橙红色、红色
	488	525	绿色
FITC+PE+APC	633	575、670	橙色、红色

三、细胞自发荧光

大部分哺乳动物细胞内的吡啶或黄素类核苷酸都存在自发荧光，用紫外光或蓝光激发可出现蓝色荧光或绿色荧光。特别是淋巴细胞，其自发荧光强度相当于10 000个荧光素分子与抗体结合发出的平均荧光强度，中性粒细胞、嗜酸性粒细胞都有较高的自发荧光光谱强度。在免疫检测中，淋巴细胞的自发荧光强度易引起信号干扰，出现假阳性结果，特别是用FITC标记染色时，因FITC的激发波长处于自发荧光的光谱区内，因此荧光易受自发荧光的干扰，这是临床检测工作中应注意区别的特点。

第七节 新型流式细胞仪

一、量化成像分析流式细胞仪

利用传统流式细胞检测技术，研究人员可以分析成千上万个细胞，获得每个细胞的散射光信号和荧光信号，从而得到细胞群体的各种统计数据。但是传统流式细胞检测技术获得的细胞信息很有限。

细胞对研究人员来说，只是散点图上的一个点，而不是真实的细胞图像，缺乏细胞形态学、细胞结构及亚细胞水平信号分布的相关信息。要想获得细胞图像，研究人员就必须使用显微镜进行观察，但显微镜能够观察的细胞数量是非常有限的，很难提供细胞群体的量化与统计数据。量化成像分析流式细胞仪将流式细胞检测与荧光显微成像结合于一体，既能提供细胞群的统计数据，又可以获得单个细胞的图像，从而提供了细胞形态学、细胞结构和亚细胞信号分布的完整信息。

（一）基本结构

量化成像分析流式细胞仪（Imaging flow cytometer）是荧光显微成像的形态学量化分析系统与经典流式细胞仪的结合体。其硬件部分由液流系统、光学系统和检测系统三大部分组成（图1-18）。液流系统与经典流式细胞仪的液流系统非常相似，包括注射泵、流动室、鞘液流和细胞流。注射泵是将细胞悬液和系统鞘液注入流动室。流动室的作用与经典流式细胞仪相似。但鞘液流采用了极限层流技术，无搏动，最大限度抑制了细胞在液流中的翻转。该流式细胞仪采用了两种光源，其一是LED灯，用于观察明场细胞显微图像；其二是功率可调的全固态激光器，用于激发细胞产生荧光信号，供荧光显微系统和流式细胞仪荧光信号检测。检测系统采用的是基于时间延迟积分技术的高速时间延迟电荷耦合器件（Time delay and integration charge coupled device，TDI CCD）。TDI CCD通过多级时间积分来延长曝光时间，大大提高了光通量，提高了相机的灵敏度和信噪比。

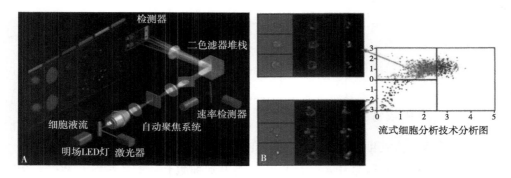

A.结构和工作原理示意图；B.流式检测的散点图和对应的图像分析原理

图1-18　量化成像分析流式细胞仪的结构和工作原理

（二）分析工作原理

量化成像分析流式细胞仪通过注射泵将细胞悬液和系统鞘液注入流动室中，通过液流聚焦作用，鞘液将细胞约束在液流的中心。由于采用极限层流技术，因此细胞在逐个流过检测窗口时不会发生搏动和翻转。通过检测窗口的细胞由LED照射和固态激光照射，产生图像、散射光和荧光信号；TDI CCD直接记录细胞的图像和光信号，再传递给计算机分析系统，把细胞的图像和流式分析参数同时记录和呈现出来。

该流式细胞仪最大的特点是在捕获流式参数的同时，可获取相应细胞的图像资料，并在图像直视下对参数进行分析。有利于通过形态学的识别，了解细胞亚群的性质，特别是在细胞内信号转导、转录因子核转位，细胞的吞噬、凋亡（DNA损伤）和自噬，药物、炎症、肿瘤相关基因等导致细胞形态和功能改变的研究，以及对稀有细胞或新发现的细胞亚群研究中具有更为独特的优势。此外，TDI CCD的荧光灵敏度更高，捕获参数更多，使得试验结果更加真实可靠。该设备在血液病、免疫学和免疫相关性疾病、病原体及其致病机制、肿瘤的发生发展机制、干细胞分化机制和功能、海洋生物、毒理学和药物研发等方面的研究具有广阔的应用前景。

二、质谱流式细胞仪

质谱流式细胞仪（Mass cytometer）整合了经典的流式技术和质谱技术，采用金属元素偶联技术，解决了由于不同荧光光谱之间重叠带来的串色问题，实现了几十个参数的同时测量。其获取和分析数据的能力更为强大，在系统生物学、系统医学的研究和应用中将发挥重要作用，特别是在细胞群体的高通量研究中具有独特的应用前景。

（一）质谱流式细胞仪的基本结构

质谱流式细胞仪主要由以下几个方面构成：进样雾化系统、离子源、离子传递和过滤系统、电感耦合等离子体时间飞行质谱（Inductively coupled plasma time-of-flight Mass，ICP-TOF）检测装置、计算机及其分析系统（图1-19、图1-20）。

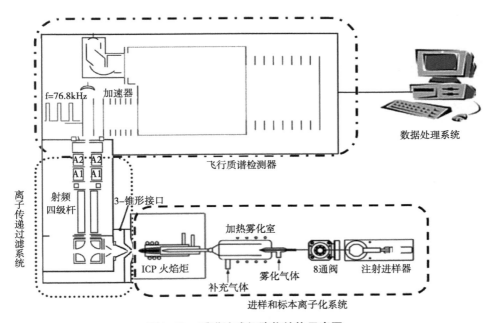

图1-19　质谱流式细胞仪结构示意图

1. **进样雾化系统**

主要是通过将细胞雾化形成单细胞液滴，再逐一将细胞送入离子源系统。

2. **离子源**

包括加热气化室和电感耦合等离子体焰炬（Inductively coupled plasma torch）。加热气化室是将进样系统中的雾化的单细胞液滴气化。电感耦合高频等离子体焰炬主要将气化后的细胞中标记的金属元素电离形成离子云。

3.离子传递和过滤系统

主要将电离的离子传递到ICP-TOF中检测，并过滤去除杂质。

4.ICP-TOF装置

主要针对气化的金属元素的离子进行检测。

5.计算机及数据处理分析系统

主要记录单个细胞中各个标记物元素含量的检测结果，最后将这些数据转换为标准的流式数据进行展示。

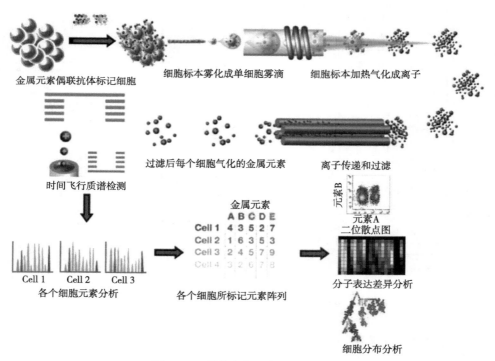

金属元素偶联抗体标记细胞　　细胞标本雾化成单细胞雾滴　　细胞标本加热气化成离子

时间飞行质谱检测　　　　过滤后每个细胞气化的金属元素　　离子传递和过滤

金属元素
　　　　A B C D E
Cell 1　4 3 5 2 7
Cell 2　1 6 3 5 3
Cell 3　2 4 5 7 9
Cell 4　3 2 6 7 8

元素B
元素A
二位散点图

Cell 1　Cell 2　Cell 3
各个细胞元素分析　　　各个细胞所标记元素阵列

分子表达差异分析

细胞分布分析

图1-20　质谱流式细胞仪工作原理

（二）质谱流式细胞仪的分析工作原理

质谱流式细胞仪主要采用金属元素偶联抗体标记细胞，通过雾化系统把细胞悬液雾化成微小的单细胞液滴并逐一送入离子源。由于电火花等促使等离子体工作气体中原子电离产生带电粒子。当在感应线圈上加载高频交变电磁场时，带电粒子在电磁场作用下做高速运动，碰撞气体原子，使之大量迅速电离，形成雪崩式放电。电离的气体在垂直于磁场方向的截面上形成闭合环形的涡流电流，在感应线圈内形成相当于变压器的次级线圈并与初级线圈的感应线圈耦合。这种高频感应电流产生的高温又将气化的金属原子加热、电离，并在管口形成一个火炬状的稳定的等离子体焰矩（离子云），然后送入飞行质谱中检测，最终数据处理系统获取相应的参数，并分析获得各个细胞群体的特征。尽管在原理上与经典的流式细胞仪存在很大差异，但其细胞的处理方法以及获得的数据格式，都与经典流式细胞仪基本相同。

质谱流式细胞仪主要优点：①检测通道数量多。仪器配备的ICP-TOF质谱装置具有非常宽的原子量检测范围（88～210Da），因此可以同时检测上百个不同的参数。②通道间无干扰，无须计算补偿。金属元素质谱分辨率很高，避免了荧光素间的发射光谱的重叠问题，解决了困扰经典流式细胞仪的"串色"问题，使试验流程得到简化，也节约了标本和试剂。③金属标记物数量多，且背景极低。金属标记物常为稀有元素，在细胞中含量几乎为零（图1-21、图1-22）。常通过多聚螯合物实现与抗体的共价偶联，其与细胞组分的非特异性结合极低，因此背景信号极低。

质谱流式细胞仪的缺点：在分析过程中，由于细胞被气化，因此无法进行细胞分选和后续的研究。该项技术在复杂标本和高通量分析中具有广泛的应用前景，目前主要用于个体、组织、器官的分化、发育过程中基因的表达变化以及高通量药物筛选等复杂标本中细胞表型的精细分析和细胞信号通路分析。

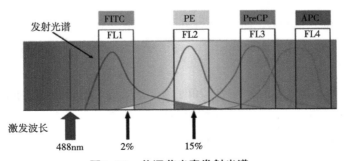

图1-21 普通荧光素发射光谱

常用于外周血细胞分析的金属元素标记抗体

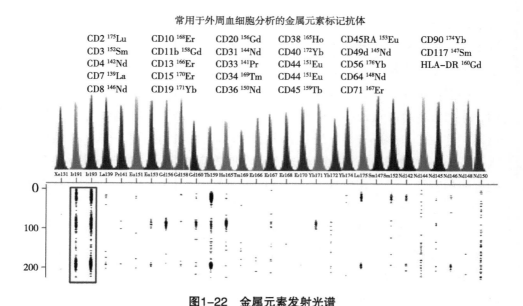

图1-22 金属元素发射光谱

参考文献

马文新，林其隧. 1997. 尿液有形成分的分析及仪器[J]. 世界医疗器械杂志，3（9）：62.

宋平根. 1992. 流式细胞术的原理和应用[M]. 北京：北京师范大学出版社.

王建中. 2005. 临床流式细胞分析[M]. 上海：上海科学技术出版社.

王敏，刘鑫. 2016. 医学免疫学实验指导[M]. 北京：北京邮电大学出版社.

吴后男. 2008. 流式细胞术原理与应用教程[M]. 北京：北京大学医学出版社.

左连富. 1996. 流式细胞术与生物医学[M]. 沈阳：辽宁科学技术出版社.

Peters D，Branscomb E，Dan P，et al. 1985. The LLNL high-speed sorter：design features，operational characteristics，and biological utility[J]. Cytometry，6（4）：290.

Shapiro H M，Perlmutter N G. 2001. Violet laser diodes as light sources for cytometry[J]. Cytometry，44（3）：133.

Shapiro H M. 1988. Practical Flow Cytometry[M]. 2nd ed. New York：Wiley-Liss Inc.

第二章 流式细胞分析在白血病免疫分型中的应用

　　白血病是一组高度异质性的造血系统恶性肿瘤。主要累及造血干细胞及造血祖细胞，由于各种致病原因导致造血干/祖细胞不能正常分化成熟，阻滞于分化发育的某个阶段。在骨髓、外周血中出现大量幼稚或不完全成熟髓系或淋巴系细胞，白血病细胞充斥骨髓可抑制正常造血功能而出现贫血、血小板减少和出血，并可浸润其他器官和组织而出现相应的浸润症状及体征，如肝、脾、淋巴结肿大等。由于白血病在细胞形态、临床表现及对治疗反应上均具有高度的异质性，为了更好地了解疾病的发病机制、病理学特点及临床病程，需要将这些异质性的疾病分为性质相似的组，即进行分类。而选择一类性质相似的疾病也是评价新的治疗方法及分析预后因素的必要条件。

　　临床上根据白血病的自然病程分为急性和慢性两大类。急性白血病的病情发展迅速，自然病程仅数月，主要为原始或幼稚细胞异常增多。慢性白血病病情发展缓慢，自然病程一般>1年，其异常细胞为分化较好的成熟或较成熟的细胞。急、慢性白血病细胞仍有很大的异质性。1976年法国（F）、美国（A）、英国（B）三国协作组基于白血病细胞的形态特征和细胞化学染色，提出了急性白血病的FAB分型。该分型在国际上得到普遍的认同，至今仍是形态分类的主要标准。

第一节　流式细胞免疫分型方法

　　1968年，第一台流式细胞仪在美国斯坦福大学研制成功。一直到20世纪80年代初，由于单克隆抗体技术的建立及生产出大量特异的单克隆抗体，使流式细胞仪逐渐被广泛应用，大大推动了免疫学理论的研究及对免疫学机制的了解。流式细胞仪本身对单克隆抗体的开发和利用也提供了方便的工具。20世纪80年代中期，国际上提出的白血病MIC分型法，标志着流式细胞仪及免疫分型在白血病诊断中的应用。我国自20世纪80年代中期引进该仪器，90年代迅速发展，现在已得到普遍应用。北京大学人民医院自1988年购入此仪器，1990年，开始进行白血病的免疫分型检测。这期间免疫标记方法已有了很大的变化，由开始的主要采用间接免疫荧光标记法到直接免疫荧光标记法，从单色或双色到利用CD45抗体进行多色免疫标记，使免疫分型的准确性得到了很大的提高，现在已成为诊断白血病不可缺少的工具。下面主要介绍与免疫分型有关的流式细胞仪参数及标本的制备方法。

一、流式细胞仪检测的主要参数

（一）散射光信号

　　流式细胞仪采用激光作为光源，当细胞通过激光束时，会产生不同方向的散射光、折射光及衍射光。而细胞的前向散射光（Forward scatter，FSC）与细胞的大小成正比，即细胞体积越大，FSC值越大。细胞的侧向散射光（Side scatter，SSC）与细胞的颗粒性相关，细胞内的颗粒越多，表现为细胞的SSC值越大。在血细胞中，成熟中性粒细胞胞质内的颗粒较多，SSC值则大。而成熟的淋巴细胞胞质内几乎没有颗粒，SSC值最低。因此，FSC和SSC可反映细胞的形态变化，是流式细胞仪常用的参数。

（二）荧光信号

　　流式细胞仪主要借助荧光染料对细胞的不同成分进行分析，检测荧光信号时一定要设对照标本，同时标记、检测。免疫分型主要借助于标记有荧光染料的特异性单克隆抗体。当细胞表达相应的抗原时，抗原会与特异的抗体结合，由于抗体带有荧光，细胞即被标记上该荧光染料，通过检测细胞上是否存在该种荧光，而反映该细胞是否存在该抗原。如用荧光素FITC与CD3连接（CD3 FITC），首先在标本制备时加入CD3 FITC抗体，与待测细胞反应，然后用流式细胞仪检测细胞上是否存在FITC荧光。阴性对照为CD3抗体的同型免疫球蛋白，如CD3抗体为鼠抗人IgG1抗体，同型对照管应加入鼠IgG1 FITC抗体，该抗体与人细胞不发生特异性结合。如果被测细胞的FITC信号比阴性对照强，荧光信号强的细胞>20%，则认为该抗原阳性，说明该细胞表达CD3抗原。流式细胞仪可以检测细胞膜表面的抗原，也可以利用透膜剂通透细胞膜，使抗体能够穿透细胞膜进入胞质和胞核，而与胞质和胞核的抗原结合。应当说明20%的界限是人为的普遍接受的值，不是绝对的，主要是排除非特异性结合对胞质抗原的干扰，有文章建议用10%为阳性界限。现代单激光管的流式细胞仪可同时检测3种荧光信号：即第1荧光（FL1）至第3荧光（FL3），主要为FITC、PE和PerCP。而双激光管的仪器可以检测4～5种荧光信号（FL1～FL4或FL5）。因第2个激光管的激发波长为635nm，FL4常用APC或Cy5荧光素的干扰。

二、流式细胞仪数据的计算机分析方法

主要采用散点图进行免疫分型分析，也可采用等高线图分析。

（一）不设门

在利用FCM进行免疫分型的开始阶段，标本制备时首先采用离心法从骨髓或外周血标本中分离出单个核细胞（MNC），进行染色标记。分析数据时不设门，以>20%为阳性标准界限。白血病细胞应该为MNC，但正常的淋巴细胞、单核细胞也存在于MNC中。该方法不能识别标本中的正常淋巴细胞和单核细胞，而不同标本中这部分细胞的比例是不定的，因此以20%作为界限是不恰当的。如果患者存在骨髓增生抑制，使正常淋巴细胞数相对增多，淋巴细胞标志则>20%，可能被错误地理解为淋巴细胞增生性疾病，或者认为是双表型白血病，因此人们试图将正常细胞与白血病细胞区分开，即出现FSC/SSC设门。

（二）FSC/SSC设门

所谓的FSC/SSC设门即在以FSC和SSC作出的二维点图或二维等高线图中，将FSC和SSC大小相似的细胞划为一个区域（Region）。在正常骨髓或外周血中淋巴细胞与有核红细胞FSC和SSC均较小，两群细胞难以分开，经常划为一个区域（或一个门），单核细胞的FSC和SSC较淋巴细胞稍大，多数可以分开，但往往有重叠。如采用离心提取MNC，则中性分叶核粒细胞已被去掉，因此其余的细胞可能为异常的MNC，将这些细胞设为一个门，可以单独分析此门内的细胞免疫表型。该方法虽然比非设门法有一些进步，当异常细胞在骨髓或外周血中明显增多时，比较容易划分，但异常细胞数不多，没有形成明显的分布界限，或淋巴细胞与异常细胞的FSC/SSC界限不清，使设门不准时，影响分析结果。从图2-1的FSC/SSC中可见淋巴细胞、有核红细胞与白血病细胞之间没有明显的界限，因此如果不标记CD45抗原（图2-2），难以根据FSC/SSC对白血病细胞设门，必然会影响结果的分析。

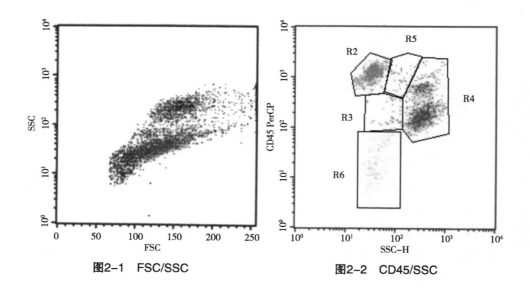

图2-1　FSC/SSC　　　　　　　图2-2　CD45/SSC

（三）CD45/SSC设门

近几年流式细胞仪-免疫分型（FCM-IM）的主要进展是引入CD45抗

体进行多参数分析。CD45是白细胞的共同抗原，只表达在白细胞上，而成熟的红细胞和血小板为阴性。虽然CD45抗原存在3个异构体，不同异构体在造血干/祖细胞及T淋巴细胞表面表达不同，但免疫分型所用的CD45抗体为识别3种异构体的共同抗体。CD45的表达水平在不同系列细胞及同系列细胞的不同发育阶段均不同。如淋巴细胞、单核细胞、粒细胞及幼稚细胞表达CD45的量不同，表现为CD45荧光强度不同。淋巴细胞最强，单核细胞次之，粒细胞比单核细胞弱，幼稚细胞比成熟细胞弱。结合细胞的SSC值（即细胞的颗粒性），可将骨髓细胞分为淋巴细胞、单核细胞、粒细胞及幼稚细胞群。而FSC/SSC设门难以将幼稚细胞与正常淋巴细胞、红细胞分开。利用CD45/SSC设门，其突出特点在于可将幼稚细胞与成熟细胞区分开。因此能够做到精确地对幼稚细胞进行免疫表型分析，使分型的准确性大大提高。目前，国际上推荐使用CD45进行多色标记，如三色标记。有条件时应进行四色标记。利用CD45/SSC设门分析，可以不必分离MNC，而使用全血进行标记，然后将成熟红细胞溶解，分析所有的有核细胞（注意不是MNC）。标记CD45后正常骨髓可以分为几种不同的细胞群体，利用计算机可将不同的细胞设为不同的门（R），标上不同的颜色，分析时可对不同门的细胞进行单独分析（图2-3）。R2细胞群的CD45荧光强度最高，而SSC值最小，为成熟的淋巴细胞，包括T淋巴细胞、B淋巴细胞及NK细胞；R5细胞群的CD45荧光强度比淋巴细胞稍低，SSC值比淋巴细胞大，为成熟的单核细胞；R4细胞的CD45进一步减低，SSC值较大，为成熟的中性粒细胞；R3细胞的CD45比R4低，而SSC与R4相似，为中幼和晚幼粒细胞；R6细胞的SSC值最大，为嗜酸或嗜碱性粒细胞；R7细胞为淋巴系幼稚细胞，主要为B系正常幼稚细胞，正常骨髓内一般不存在T系幼稚细胞；R3为髓系幼稚细胞，SSC值比其他粒细胞低，CD45荧光强度比中、晚幼粒细胞高，但比成熟粒细胞稍低；R9为有核红细胞，其CD45为弱阳性至阴性，SSC值与R2相似。同一管标本，以FSC/SSC作图，可见淋巴细胞与有核红细胞重叠在一起，单核细胞与粒细胞无法分开，因此应推荐使用CD45/SSC设门。

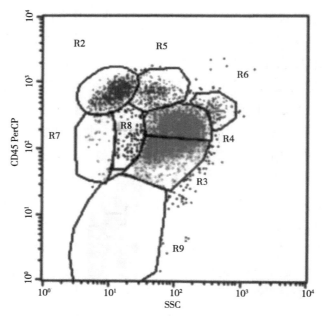

图2-3　正常骨髓细胞CD45/SSC

第二节　细胞分化抗原表达规律

　　白血病免疫分型采用的抗原标志是表达于正常造血细胞不同分化发育阶段的分化抗原。正常造血细胞不同阶段的抗原表达是受一系列基因严密控制的，在一定的分化阶段哪些抗原表达上调、哪些抗原表达下调及抗原表达量的多少存在着明显的规律性。一部分白血病细胞反映了这种分化模式，但白血病细胞经常出现异常的抗原表达模式。这些异常表型可以作为诊断白血病的有用指标，也可作为检测残存白血病的重要标志。为了正确分析白血病细胞，必须对正常造血细胞分化抗原的表达模式了如指掌。尤其是骨髓中异常细胞没有完全代替正常造血细胞时，只有熟悉正常细胞分化成熟模式，才能辨认白血病细胞的存在。

一、粒系和单核系细胞抗原表达规律

粒系和单核系细胞起源于共同的祖细胞,随着细胞的分化,出现髓系祖细胞及单核系祖细胞。但在这个阶段两系造血祖细胞的抗原表达是相同的,没有区别。进一步分化则出现一些抗原表达的不同。Loken通过对正常造血细胞的研究将粒细胞发育分为5期,将单核细胞发育分为3期。

(一)粒细胞抗原表达规律(图2-4)

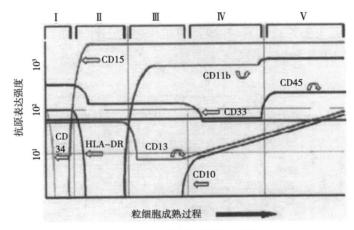

图2-4 粒细胞抗原表达规律

第Ⅰ期:粒细胞表达CD34、HLA-DR、CD13、CD45,较高水平的CD33,此时不表达其他成熟标志,FSC中等大小,SSC较小。分选出这部分细胞为原粒细胞。

第Ⅱ期:CD34、HLA-DR表达下调,变为阴性。CD15出现高表达,CD33表达水平轻度减低。CD13、CD45荧光强度不变。SSC值增大。此部分细胞为早幼粒细胞。

第Ⅲ期:主要变化为出现中等水平的CD11b,CD13表达减弱,CD33表达与Ⅱ期相同,CD45阳性。此期细胞为中幼粒细胞。

第Ⅳ期:CD13表达再次增强,并出现CD16的表达,CD33表达进一步减低。CD11b和CD15表达增强。此期细胞形态上为晚幼粒细胞。

第Ⅴ期:CD11b、CD13、CD45表达最强,CD15阳性,CD33弱阳性。此期细胞代表中性分叶核粒细胞。

（二）单核细胞抗原表达规律（图2-5）

第Ⅰ期：原单核细胞，表达中等程度的CD45、CD34、CD33、CD13和HLA-DR。与原粒细胞不能区分。

第Ⅱ期：幼单核细胞，CD11b表达快速上调，CD13、CD33表达有所增加，CD45仍保持中等水平。HLA-DR表达减弱，但仍为阳性。

第Ⅲ期：成熟单核细胞，CD14表达快速上调，CD45表达水平也增加。CD13、CD33、HLA-DR阳性。

注意，成熟中性粒细胞与成熟单核细胞HLA-DR表达明显不同，前者为阴性，后者为阳性；CD14在成熟单核细胞为阳性，而粒细胞为阴性。而CD64、CD33表达强度也明显不同。

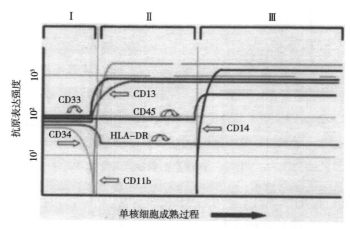

图2-5　单核细胞抗原表达规律

二、淋巴细胞抗原表达规律

（一）B淋巴细胞抗原表达规律（图2-6）

第Ⅰ期：原始B淋巴细胞，表达CD34、HLA-DR、TdT，CD10高表达，CD19、CD45、CD22表达较弱。

第Ⅱ期：CD19、CD45表达增加，CD10量减少。CD34、TdT变为阴性，CD20开始表达，CD22强度不变，仍较弱。胞质IgM阳性。

第Ⅲ期：CD20、CD45的强度继续增加达到最大值，CD10减少至阴性，此期CD5为阳性，可以表现为CD5与CD10同时阳性，FMC7及表面IgM也在此期出现。

第Ⅳ期：出现CD23、CD22的强度明显增加，CD5消失，CD19、CD45保持高水平表达，CD20强度轻度减低。

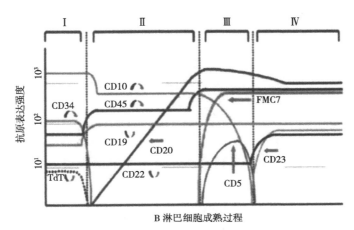

图2-6　B淋巴细胞抗原表达规律

以往认为CD22只有在B系晚期细胞上表达，但使用较强荧光素（如PE）标记，发现早期B淋巴细胞表达较弱的CD22，可与CD34同时阳性，至晚期表达量明显增加。

（二）T淋巴细胞抗原表达规律（图2-7）

第Ⅰ期：CD7、CD10高水平表达，但CD3阴性，CD1a量逐渐增加，只有1/3细胞表达CD34，并表达CD2、CD5，CD2表达水平在整个成熟过程中保持不变。

第Ⅱ期：抗原表达与第Ⅲ期相似，但细胞体积较第Ⅲ期大。在小鼠胸腺内，相当于皮质淋巴细胞。CD1a、CD45表达量增加，出现CD4$^+$/CD8$^+$细胞，CD7强度减低。

第Ⅲ期：出现CD3表达，其他抗原同第Ⅱ期，但细胞体积变小。

第Ⅳ期：CD3、CD7表达强度达到最大，CD1a变为阴性。CD4与CD8变为单阳细胞，CD2、CD5持续阳性。

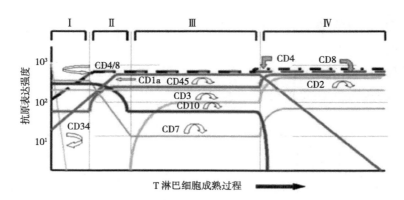

图2-7 T淋巴细胞抗原表达规律

在T淋巴细胞、B淋巴细胞、髓细胞的发育过程中，CD3、CD22、CD13抗原在胞质的出现早于胞膜。在发育的早期阶段，胞膜为阴性时，胞质可为阳性。CD79a是B淋巴细胞的特异性标志，只表达于胞质，不表达于胞膜。MPO为髓系最特异的标志，以往利用细胞组化检测该酶的活性（POX染色），而免疫标记MPO，是检测该酶的蛋白成分，因此可以在MPO表现出酶的活性前，用抗体检测MPO的蛋白前体，故其灵敏度比组化染色高，胞质CD3、CD79a（CD22）、MPO是T淋巴细胞、B淋巴细胞、髓系特异性较高的标志，常用于鉴别不同系列的白血病细胞。

第三节 急性白血病免疫表型分析

由于CD45/SSC设门具有其他FCM-IM所不能替代的优势，在此主要介绍利用CD45进行多参数分析的免疫表型特点，前面已经介绍正常骨髓存在几种不同系列、不同分化程度的细胞群。急性髓系白血病（AML）由于不成熟的髓细胞异常增多，其CD45/SSC图形不同于正常骨髓图形，并且不同AML亚型可表现出亚型特异的CD45/SSC图形改变（图2-8）。利用三色或四色免疫荧光标记进行多参数分析，首先分析CD45/SSC图，划分出不同的细胞群体，观察其与正常骨髓的差别，找到异常细胞群，再进一步分析不同群细胞的免疫表型特征，以确定白血病细胞的性质，并作出诊断。

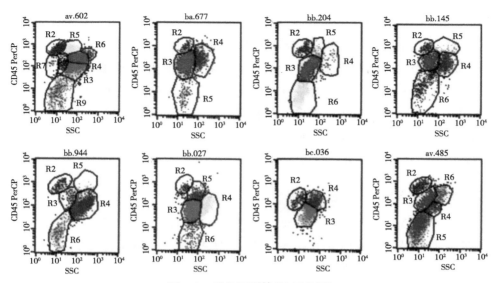

图2-8 AML亚型的CD45/SSC

一、急性髓系白血病免疫表型特点

（一）AML-M_0

在AML中<5%。此型的诊断必须有形态检查的基础。骨髓中原始细胞>30%，形态似淋巴系原始细胞，无Auer小体。POX染色和苏丹黑B染色阳性率<3%，但免疫分型发现，白血病细胞表达至少1个以上髓系标志，包括CD33、CD13、CD65、CD117、CD15、CD11b、胞质MPO和cCD13。

此型细胞FCM-IM的主要特点为：FFS与SSC低，与大淋巴细胞相似。CD45/SSC图形特点为：SSC与淋巴细胞相似或稍大，细胞位于淋巴细胞群的下端。表达干/祖细胞标志为：CD34、HLA-DR、CD117。多数患者表达CD13和（或）CD33，CD11b、CD15、CD14很少阳性，或很少细胞阳性，部分细胞TdT[+]。有时表达CD56或CD7，CD7在胚胎时期表达于髓系祖细胞上，但在正常骨髓系原始细胞上很少表达，因此出现CD7阳性多提示是白血病细胞，缺少淋巴系标志。胞质MPO抗原在多数病例中部分细胞阳性或少部分细胞阳性，但也有少数患者为阴性。

根据细胞的免疫表现特点推测白血病细胞起源于多能造血干细胞，此型白血病患者对化疗不敏感。

（二）AML-M₁

在AML中占20%。原始细胞在非红系细胞（NEC）中>90%。

FCM表现：细胞大小（FSC）比M₀型稍大，胞质内很少或无颗粒性，SSC比淋巴细胞稍大。幼稚细胞群在90%左右，部分病例<90%，可能为骨髓稀释所致，原始细胞数应当以骨髓片分类为主。多数患者表达干/祖细胞标志：CD34、HLA-DR、CD117、CD13和CD33均阳性，典型患者不表达CD11b、CD15、CD16。TdT阳性，但比较弱。MPO多为阴性。

（三）AML-M₂

M₂型在AML中占30%，FCM表现与AML-M1相似，但SSC比AML-M₁稍大。多数患者白血病细胞表达CD34、HLA-DR、CD117、CD13，CD34可为强阳性或由强到弱异质性表达。CD33多为弱表达。CD15和CD11b可有弱表达。部分患者表达CD7，TdT阴性。当白血病细胞出现弱CD19⁺伴CD56⁺时，多提示存在t（8；21），应建议临床医生进行染色体或RT-PCR检测，以证实存在此种染色体易位。AML-M₂中有30%患者存在t（8；21），阳性患者往往预后较好。

（四）AML-M₃

M₃型在AML中<10%，是一种可治愈的白血病，患者对维A酸和砷剂治疗有很好的疗效，预后好。因此对此型白血病的正确诊断直接影响治疗的选择及对预后的评估。

FCM表现：细胞的SSC值较大，与成熟粒细胞相似。白血病细胞的自发荧光较高，CD34、HLA-DR、TdT多为阴性，表达CD13、CD33、CD117，部分患者表达弱的CD64，CD11b、CD15多为阴性。除CD2外，很少表达其他T系、B系标志。少数AML-M₂患者也有此特点，因此免疫表型有上述表现时应建议进行染色体及基因检测，以证实诊断。

（五）AML-M₄

诊断标准为粒系幼稚细胞>30%，单核细胞系>20%。

FCM CD45/SSC表现：幼粒细胞的位置与M2相似，但往往与正常单核细胞群融合成一体，多数没有严格的界限。表达CD34、HLA-DR、CD13、

CD33，但CD11b、CD14多为阴性。而单核细胞的抗原表达多数与正常单核细胞相似，如表达CD13、CD33、HLA-DR、CD11b、$CD14^{+/-}$、$CD4^{+/-}$、CD34为阴性。

（六）AML-M_5

单核系细胞>80%，包括原单核细胞、幼单核细胞和成熟单核细胞。M_{5a}型在单核细胞系中原单核细胞>80%，M_{5b}型在单核细胞系中原单核细胞<80%。

FCM表现：CD45荧光强度与成熟单核细胞相似，M_{5a}型的CD45稍低，但不会低于原粒细胞。M_{5a}细胞表达CD13、CD33、HLA-DR、$CD11b^{+/-}$、$CD34^{+/-}$、CD14和$CD4^{+/-}$。M_{5b}型细胞也表达CD13、CD33、HLA-DR，而CD11b阳性，CD34阴性。CD14和CD4阳性，但CD4的荧光强度低于正常T淋巴细胞。

（七）AML-M_6

骨髓中原粒细胞或原单核细胞>30%，红细胞系>50%。

FCM表现：此类疾病较少见，其免疫表型特征没有完全确定。但部分患者出现一群髓系幼稚细胞，比例>30%（NEC）。多数幼稚细胞的表型与粒系原始细胞相似：表达CD34、HLA-DR、CD117、CD13、CD33、CD64，根据细胞被阻滞于不同的阶段，抗原表达有所不同。很少见到单核系原始细胞增多。未发现幼稚细胞的表型与AML-M_3细胞相似。此类患者骨髓内同时出现大量的有核红细胞，CD45阴性，表达GlyA和CD71a。但有时由于骨髓稀释或溶解红细胞时操作不当，使有核红细胞的比例低于骨髓片的计数。

（八）AML-M_7

骨髓中原巨核细胞>30%。此类白血病的诊断目前主要依据免疫分型检查。因为原巨核细胞缺乏形态及细胞化学的特征，电镜检测血小板MPO是诊断的依据之一，但技术操作较困难。典型的巨核细胞表达CD41、CD61、AML-M_7的幼稚细胞，是否表达其他标志如干/祖细胞和（或）髓细胞标志，目前仍不太明确。Legrand分析了177例AML患者，只有1例诊断为

AML-M₇，其白血病细胞表达CD34、HLA-DR、CD33、CD13、CD117、CD41。而MPO、TdT和其他T系、B系标志均为阴性。

由于M₇患者比例非常少，对M₇的免疫表型特征仍不太明确。虽然CD41、CD61具有诊断意义，但这两个抗体不是巨核细胞所特异的，还与成熟的血小板结合。不论是在骨髓还是在外周血中，血小板的含量都非常丰富。另外，血小板极易与粒细胞、单核细胞、有核红细胞和幼稚细胞黏附（很少与成熟淋巴细胞结合），因此很容易出现假阳性。在一个1 000例以上的AML调查中，38%患者为CD41阳性。对其中的37例患者进行了细胞涂片的荧光显微镜检查，发现85%阳性患者为血小板非特异性黏附所致的假阳性。因此在解释CD41或CD61结果时，要特别小心假阳性的可能，不要轻易下结论，有必要通过荧光显微镜观察加以证实。

二、急性淋巴细胞白血病免疫表型特点

FAB分型将ALL分为L₁、L₂、L₃型。这种分类方法不能为临床医生提供治疗选择及判断预后的依据，因此早已不适合临床的需要。形态分类已被免疫分型所替代。免疫分型最基本的临床应用是区分AML与ALL，其准确性可达98%。值得指出的是，不能根据某一个表面标志来区分AML、ALL，单个免疫标志没有任何价值。必须检测多种抗体，通过分析每位患者的抗原表达总体模式来确定其分类。如髓系标志CD13、CD33可见于25%ALL患者中，T系标志CD7见于30%AML患者中。这些标志均为系列相关性标志，但其系列特异性不强，目前认为B系表面或胞质CD22（m/c CD22）、胞质CD79a，T系m/c CD3，髓系MPO为系列特异性最强的标志。当表面标志不清时，应常规进行这几种标志的检查。

（一）B-ALL

主要根据是否存在免疫球蛋白及免疫球蛋白出现在胞质（c）还是细胞膜表面（s）而分为3类。成熟B-ALL：sIg阳性，多数为IgM，其次为IgD，也包括免疫球蛋白的k和λ轻链；前体B-ALL：胞质内表达免疫球蛋白的μ重链（cμ），不表达轻链；B前体-ALL或早B前体-ALL：两者均阴性。

1. 早B前体-ALL

FCM-IM表现：异常细胞的SSC值与淋巴细胞相同，如果以正常淋巴细胞的最大SSC值为界，ALL细胞的SSC基本都在此界限内，很少超过此界限。CD45强度变化非常大，可比正常淋巴细胞弱，或完全阴性，或CD45荧光强度呈由弱到阴性的连续分布。CD45荧光强度的变化是B-ALL的一大特点，其他类型白血病很少出现这样的变化。当出现此种特点时多提示为B-ALL。

早B前体细胞表达干/祖细胞标志CD34及不成熟标志TdT，绝大多数共同表达CD19/CD10，其他标志有HLA-DR、CD9、CD22、CD24、CD20常见，其荧光强度不一致，还会同时出现CD20阴性的原始细胞。早B前体细胞基本与B系发育的第Ⅰ期相似，但白血病细胞常出现异常的分化模式，如早期标志（CD34）与晚期标志（CD24）同时出现，表达CD34伴强荧光强度的CD22等。在早B前体-ALL中，预后差的患者具有t（9；22）易位，产生BCR-ABL融合基因。t（9；22）易位的B-ALL在成人中多见，均占成人ALL的30%，儿童占3%~5%。具有t（9；22）易位的患者生存期明显短于t（9；22）易位阴性的患者。在儿童中，如果为t（9；22）易位阳性，应采取更积极的治疗措施，如干细胞移植。

t（9；22）和11q23易位患者经常表达髓系相关标志，虽然ALL患者表达髓系标志不一定说明预后不好，但如果证明存在t（9；22）和11q23易位，则具有明确的预后意义，因此上述ALL患者出现髓系标志，有必要进行相应的染色体及基因检测。

2. 前体B-ALL

其特征为表达cμ，而sIg阴性，占儿童ALL的25%，成人中少见。细胞表达强的CD19、CD24、HLA-DR、CD10、CD22。TdT和CD20表达不定。CD34一般为阴性。人们一直认为此型患者预后比早B前体-ALL差。现在发现这种差的预后与存在t（1；19）（q23；p13）有直接关系。在ALL患者中有8%患者为t（1；9）阳性，25%前体B-ALL具有t（1；19）（q23；p13）产生的*E2A-PBX1*融合基因。5%早B前体-ALL也可存在*E2A-PBX1*融合基因。具有CD19⁺CD10⁺CD9⁺、CD34⁻及不同程度表达CD20，对预测t（1；19）有50%的准确性。

3. B-ALL

在ALL中占2%～5%，相当于FAB-L₃型及Barkitt淋巴瘤的白血病期，实际上所有此型白血病患者都存在位于8q24的癌基因C-MYC的易位。C-MYC可与免疫球蛋白重链（IgH）、k或λ轻链融合，产生t（8；4）（q24；q33）、t（2，8）（p11；q24）和t（14；22）（q24；q11）。以往此型白血病预后不好，现在儿童的治愈率已大有提高，达到60%～70%。虽然强化疗似乎使成人的疗效有所改进，但成人预后仍不太好，准确诊断此型患者，可提醒临床医生选择适当的化疗方案。

白血病细胞的SSC及FSC较其他型大，CD45较强。表达sIg、CD19、CD20、D22、CD24、HLA-DR；CD34和TdT为阴性，CD10多为阳性。

（二）T-ALL

T-ALL占成人ALL的25%，占儿童ALL的15%。T-ALL的分类在国际上不统一，有些学者根据T淋巴细胞在胸腺内的成熟顺序，将T-ALL分为早期、中期和晚期3类。早期T-ALL：表达CD7和CD1a，CD4、CD8、膜CD3均为阴性；中期T-ALL：除表达CD7和CD1a外，还表达CD2、CD5，CD4/CD8同时表达，膜CD3仍为阴性；晚期T-ALL：RCD3为阳性，但丢掉CD1a，其他标志同中期。T-ALL幼稚细胞的CD45荧光强度一般恰恰低于正常淋巴细胞，CD45T-ALL很少见，其SSC值与淋巴细胞相似，一般不会超过淋巴细胞的界限。T-ALL的诊断比B-ALL复杂，难度大。因为T-ALL中CD34阳性的患者不多，当CD34阳性时有助于诊断，但有相当多的病例为CD34阴性，此时诊断T-ALL除异常细胞CD45弱阳性外，主要依据下列条件。

（1）丢掉任何一个泛T系标志，如CD7、CD2、CD5、CD3（胞质CD3应为阳性），或只表达CD7，而CD2、CD5同时为阴性。

（2）CD4与CD8双阳或单阳，即只有CD4⁺细胞，而缺乏CD8⁺细胞，或相反。

（3）TdT淋巴细胞异常增多。只要有一条符合，即可诊断为T-ALL。但文献报道病毒感染（EBV、CMV、肝炎病毒）的患者也会出现暂时丢掉1个或多个泛T系标志，因此还应综合分析。

在T系标志中，CD7是最敏感的标志，但CD7也可表达于部分AML中，其特异性差。目前认为T系特异的标志为胞膜、胞质CD3，且胞质CD3出现早于胞膜。认为CD38对T-ALL的诊断也有帮助，绝大多数（95%以上）T-ALL同时伴CD38阳性，而98%以上B-ALL伴HLA-DR阳性。当幼稚细胞只表达CD7一个T系标志，伴CD38阳性，而HLA-DR为阴性时，高度提示为T-ALL，此时应进一步检测胞质CD3，以明确诊断。少数T-ALL患者只表达CD7、CD5和（或）CD2，其他T系标志为阴性，但常表达CD34和CD10。

三、其他类型白血病免疫表型特点

（一）急性未分化型白血病（Acute undifferentiation leukemia，AUL）

由于免疫分型的应用，发现一类白血病细胞既不表达AML标志，也不表达ALL的标志，而与早期干/祖细胞相似，CD45/SSC图形与AML-M$_0$相似，或CD45表达更低。细胞表达CD34、HLA-DR、CD38，不表达T系、B系、髓系标志。虽然少数患者表达CD7，但缺乏胞质CD3的表达，因此不能认为是T系白血病。AUL一般治疗效果差，预后不好。

（二）急性双表型或混合细胞白血病（Biphenotypic acute leukemia or mixed acute leukemia，BAL）

由于白血病细胞经常出现异常抗原表达（Aberration antigen expression）方式，即丧失系列规律性（Lineage infidelity），表现为交叉系列表达，如CD33、CD13与B系或T系标志同时阳性，CD7和（或）CD2与髓系，CD19/CD10与髓系标志同时阳性，CD7与CD10同时表达。应用免疫标记发现30%~50%的白血病患者表达1个系列以上的标志，因此出现BAL的报道。有文献报道其发病率可高达50%，而经过严格的分析，其发病率大大缩小。如何判断BAL，目前比较一致的观点为，双克隆型白血病为同时存在2种异常细胞，分别表达髓系或淋巴系标志。BAL是一群白血病细胞同时表达2个系列或2个以上的系列标志，可以为B-M、T-M、T-B、M-T-B。如何正确诊断BAL，目前尚无统一标准。Catovsky提出了一套计分法，欧洲也有一套计分法，两者有相似的标志，略有差异。但总原则是胞质和胞膜CD3、胞质CD79a、胞质MPO为系列特异性最高的标志，分别给予最高分——2分。诊断BAL时，每个系列应>2分。

第四节　流式细胞分析技术检测残存白血病细胞

目前由于多种化疗药物的联合应用，使多数白血病患者可以获得形态学的完全缓解（CR）。即患者骨髓中原始、幼稚细胞<5%，外周血细胞达到正常水平。但多数患者不能维持长期缓解，仍有相当多的患者再次复发。复发的主要原因是患者体内存在少量的形态学难以辨认的残存白血病细胞。因此，为了防止复发，患者需要接受一次又一次的巩固或维持治疗，甚至干细胞移植。如果能够准确地检测患者体内残存的白血病状态，可以有的放矢地进行治疗，使患者避免许多不必要的痛苦。检测残存白血病细胞的主要依据是在患者发病时找到患者的特殊表现，包括遗传学、分子生物学及免疫学的特征。这些特征往往是正常血细胞所没有的，因此可利用这些标志鉴别正常细胞与异常细胞，特异地检测残存白血病细胞。评价这些方法的有效性及应用性主要依据该方法的特异性、敏感性、简单性、重复性和速度。从这些方面衡量可知，FCM免疫分型、DNA倍体分析及PCR是较好的方法，但PCR操作相对复杂，费时。下面主要介绍FCM多参数免疫分型检测残存白血病细胞的方法。

采用多参数（三色或四色）的FCM分析，证明白血病细胞具有下列几种异常表现。

一、表达交叉系列的抗原

白血病细胞经常表达1个系列以上的抗原标志，如AML患者表达CD7、CD2、CD5、CD4、CD19、CD20等，ALL患者表达CD13、CD33，或少数患者可以出现T系、B系标志或T-B-M相关标志同时阳性。

二、非同期抗原共表达

表现为在正常细胞的分化发育过程中不应该同时表达的抗原，在白血病细胞上出现同时阳性，如CD34与CD15、CD34与CD11b、CD34与CD56、CD34与CD14同时阳性。

三、抗原的过度表达

正常细胞不同时期抗原表达的量是受严格控制的，某个成熟时期的抗原表达量有一个较恒定的值，在不同个体间也是基本相似的。而白血病细胞可出现某个抗原的表达量过度增加，如早B前体-ALL中经常有CD10的过表达。

四、易位抗原表达

在不应该出现造血细胞的组织部位出现了幼稚造血细胞，多提示白血病。如脑脊液中出现TdT、淋巴细胞，则提示ALL复发。在骨髓中出现胸腺发育阶段的T淋巴细胞，为残存白血病细胞。

五、光散射异常

表现为FSC和SSC值的异常改变。在白血病细胞中加入正常细胞进行稀释试验，FCM检查残存白血病细胞的灵敏度为$10^{-4} \sim 10^{-3}$。用FCM检测残存白血病时，一定要注意获取的细胞数量要足够多。获取的细胞数直接与检测的灵敏度相关。如利用CD19设门检测B-ALL的残存细胞，有文献报道获取CD19$^+$细胞20 000个，但标本量少时无法完成。一般获取2 000 ~ 4 000个CD19$^+$细胞即可。因为FCM检测残存白血病时，异常细胞形成比较集中的群体时才容易辨认，异常的细胞群至少应>10个细胞。如果残存白血病细胞的数量为10^{-4}个，那么获取10^{5}个细胞，其中白血病细胞只有10个，如果这10个细胞表达抗原一致，并存在抗原表达的异常，则判断为存在残存白血病细胞。如果抗原表达不一致，即不能形成明显的群体，则不能肯定存在残存白血病细胞。因此应获取10^{5}个以上的细胞，比较合适。如果只获取20 000个细胞，残存白血病的灵敏度只能在$10^{-3} \sim 10^{-2}$，而绝不会达到10^{-4}。

参考文献

刘鑫，庞铁光. 2010. 流式细胞术在白血病和淋巴瘤诊断中的应用[J]. 内蒙古民族大学学报（3）：347-350.

Baer M R，Stemart C C，Lawrence D，et al. 1998. Acute myeloid leukemia with llq23 transloccations: myelomonocytic immunopgentype by multiparameter flow cytometry[J]. Leukemia, 12: 317-325.

Bene M C, Castoldi G, Knapp W, et al. 1995 . Proposals for the immunological classification of acute leukemias. European Group for the Immunological Characterization of Leukemias (EGIL) [J]. Leukemia, 9: 1 783-1 786.

Betz S A, Foucar K, Head D R, et al. 1992. False positive flow cytometric platelet glycopeotein I ib/III a expression in myeloid leukemia secondary to platete adherence to blasts[J]. Blood, 79: 2 399-24 03.

Hanson C A, Abaza M, Sheldon S, et al. 1993. Acute biphenotypic leukemia: Immunophenypic and cytogenetic analysis[J]. Br J Haematol, 84: 49-54.

Ito S, Ishida Y. Muria K, et al. 2001. Flow cytometric analysis of aberrant antigen expression of blastsising CD45gating for minimal residual disease in acute Leukemia and high-risk myelodysplastic syndrome[J]. Leukemia Research, 25: 205-211.

Killick S, Matutes E, Powles R T, et al. 1999. Outcome of biphenotypic acute leukemia[J]. Haematologica, 84: 699-706.

Legrand O, Perrot J Y, Baudard M, et al. 2000. The immunophentype of 177 adults with acute myeloid leukekia: proposal of a prognostic score[J]. Blood, 96: 876-877.

Malec M, Bjdrklund E, Soderhall S, et al. 2001. Flow cytometry and allele-specific oligonucleotide PCR are equally effective in detection of minimal residual disease in ALL[J]. Leukemia, 15: 716-727.

第三章　流式细胞分析在蒙药
药理学研究中的应用

　　蒙药是著名的少数民族医药之一，是蒙古族人民长期同疾患作斗争的经验总结，并吸收中医、藏医经验逐渐形成的。蒙古医学有多种诊断方法和治疗方法。蒙药与中药相似，以草药为主，是多种草药研成药末制成的。治病多用成药，并总结出饮食疗、灸疗、皮疗、温泉疗、针刺放血疗、按摩疗等多种方法。

　　蒙药种类繁多，资源丰富，分布广，为蒙医所常用。其主要来源于自然界的植物、动物和矿物，且以植物药为主。早期的蒙药品种数量少，分类均采用传统的分类方法，即按药物的来源、属性分类，按功效分类和按药味分类。现今随着蒙医药理论和科学技术的发展，新药品种逐年增多，蒙药数量成倍增加，蒙药的分类方法也得以改进和更新。蒙药的近代分类采用按药用部位来分，按科属来分或按药物效用来分。纵观历代蒙医药著作的记载。18世纪，蒙古医药学家伊希巴拉珠尔所著的《认药白晶药鉴》一书共收录蒙药801种，按药物的来源和属性共分了十三大类。伊希巴拉珠尔著的另一部《甘露点滴》分了七大类。19世纪，著名蒙医学家罗布僧苏勒和木编著的《认药学》共收录药678种，分了四大卷。著名蒙药学家占布拉道尔吉所著的《蒙药正典》共收录了879种蒙药，分了八大类。《内蒙古药材标准》共收了322种蒙药，按药用部分分了八大类。从占布拉道尔吉的《蒙药正典》亦可见，共收录的879种蒙药中，植物药约占62%，动物药约占17%，矿物药约占21%。《内蒙古蒙药材标准》已收录的322种蒙药中，植物药222种，动物药40种，矿物药42种，其他类17种，植物药占总数的69%。从以上足以看出蒙药取材广泛，是以植物药为主的。

蒙药用植物是内蒙古重要的生物资源，开发利用这项资源有两个主要目的。一是寻求防病治病，保障人民健康的新药；二是得到最佳经济效益。在这方面内蒙古多年来做了不少工作，积累了一些经验，在此基础上探索到一些行之有效的途径，更进一步开发利用这一生物资源，造福人类便是摆在全体医药工作者面前的首要任务。

下面旨在用现代科学方法研究传统蒙药，探讨流式细胞仪在蒙药药理学研究中的应用，从免疫功能检测、细胞凋亡、抗肿瘤等角度为蒙药的研发利用提供理论依据。

第一节　细胞凋亡检测在蒙药药理学研究中的应用

细胞凋亡（Apoptosis）或程序化细胞死亡（Programed cell death，PCD）是指有核细胞在一定条件下通过启动其自身内部机制，主要是通过内源性DNA内切酶的激活而发生的细胞死亡过程。细胞凋亡是受基因控制的一种主动性细胞自杀过程，是生物体中一种普遍存在的现象。目前研究表明，细胞凋亡是维持人体正常生理过程和功能活动所必需的，是多细胞生物生命活动过程中不可缺少的组成内容，是其借以存活的需要，贯穿了生物全部寿命周期中。细胞凋亡与细胞坏死（Necrosis）是细胞死亡的两种模式，但两者有着明显区别，后者是由于细胞受到严重损伤或大剂量细胞毒药物作用后发生的被动分解过程，并可导致周围组织的炎症反应。

细胞凋亡的作用主要包括以下几方面：清除无功能的细胞、控制细胞数量、清除病态的或有害的细胞、清除多余的细胞。近年来，随着试验模型和检测方法的完善，细胞凋亡已成为细胞生物学、免疫学、肿瘤学等学科的研究热点，也广泛应用在蒙药的药理研究中。检测细胞凋亡可以明确机体许多病理生理过程，如胸腺选择、获得性免疫缺陷综合征（AIDS）、巨噬细胞、DC的凋亡和T淋巴细胞介导的细胞毒作用、自身免疫病、缺血再灌注损伤及衰老过程等。目前，通过对细胞凋亡的研究来阐明肿瘤的发生、发展机制以及研制开发新药备受关注。

一、凋亡的特征

（一）形态学特征

光镜下，凋亡细胞最突出的形态学特征是细胞核固缩、染色质浓集、细胞体变圆皱缩而细胞膜保持完整，其中细胞核变化尤为突出。染色质的浓集可能是由于凋亡细胞核双链DNA发生裂解所致。DNA降解后，形成长度主要为180～200bp的DNA片段，随后细胞裂解成许多有膜包被的小体，称为凋亡小体（Apoptotic bodies），最后被巨噬细胞所吞噬，但不会引起周围组织的炎症反应。凋亡小体是细胞凋亡的特征性标志，如在显微镜下观察到凋亡小体，则可确认为细胞发生了凋亡。电镜下，细胞核内可见高电子密度区，这是核DNA在核小体连接处断裂成核小体后，在异染色质区聚集形成的染色质浓缩块。染色质聚集部以外的低电子密度区为透明区，是由于核孔变大导致其通透性增大，细胞质中水分不断渗入而造成，线粒体增殖，呈空泡化；内质网腔扩大，为凋亡细胞形成自噬体提供包裹膜，细胞骨架变得致密、紊乱。

共聚焦显微镜观察证实，凋亡细胞膜电位和线粒体膜电位下降，膜流动性降低、细胞膜上新出现了一些生物大分子如磷脂酰丝氨酸（Phosphatidylserine，PS）和凝血酶敏感蛋白（Thrombospondin）等，这些分子的出现与凋亡细胞的清除有关，由于某些大分子（PS）在细胞发生凋亡早期就出现，常常被标记探针检测（如Annexin V）作为早期凋亡的指标。

（二）生化特征

细胞凋亡的生化改变是复杂多样的，缺乏特异的生化指标。

1. Caspase蛋白酶与细胞凋亡

细胞凋亡的发生和发展过程也可能是水解酶级联切割的过程，它将大分子结构的物质如DNA、细胞骨架水解变性成小分子碎片，致使细胞发生凋亡。其中，半胱氨酸蛋白酶家族发挥了重要作用，它具有一段携带活化位点的保守氨基酸序列，可以特异性识别、切割天冬氨酸转氨甲酰酶残基，由于这些蛋白酶具有相同的结构和功能特性而被称为Caspase，可能在凋亡细胞的形态变化（程序性细胞解体）中起了主导作用。Caspase通常以酶原形式存在，通过Caspase自身诱发的蛋白水解而转化为有活性的酶，活化的Caspase进一步激活其他的Caspase前体，形成了级联放大切割过程，裂解重要的大分子物质，导致程序性细胞自杀——凋亡。Caspase是在检索人类cDNA文库时发现的，与细胞死亡基因*ced-3*同源。

目前已发现了15个Caspase家族成员，分别命名为Caspase-1至Caspase-15，并根据它们的功能特点分成了两类，即启动Caspase（Caspase-2、Caspase-8、Caspase-9、Caspase-10）和效应Caspase（Caspase-3、Caspase-6、Caspase-7）。启动Caspase作用于凋亡信号触发后上游的不可逆位点，效应Caspase由启动胱冬肽酶激活，作用于下游的执行位点，裂解细胞成凋亡小体。分子结构相互联系的这两部分影响线粒体，通过线粒体方式执行凋亡的信号。*bcl-2*家族成员能调节执行位点的进程。核酸内切酶的激活细胞发生凋亡时，内源性核酸内切酶（Endonuclease）被激活，将核小体间连接DNA降解，形成长度主要为180~200bp整数倍的寡核苷酸片段，组蛋白和其他核内蛋白质不降解，核基质也不改变。在DNA凝胶电泳分析中呈现出特征性"梯状"条带，而细胞坏死时DNA片段大小不一，琼脂糖电泳无"梯状"条带的出现。但并非所有的凋亡细胞都可以检测到这种典型的生化特征。

2. 细胞凋亡时线粒体的变化

电镜下可以看到，细胞凋亡时，除细胞核发生改变外，胞质也发生变化，溶酶体增多，内质网和线粒体增殖并区域化，线粒体内膜磷脂减少。线粒体发生的重要改变之一就是凋亡诱导因子使线粒体通透性升高，膜上巨型通道开放，使得线粒体蛋白进入细胞液中，线粒体膜两侧质子不对称性消失，线粒体膜电位迅速下降，电子传递与呼吸链解偶联。线粒体膜电位的变化发生在细胞凋亡的早期。线粒体膜电位是由于线粒体内膜两侧质子和其他离子分布不对称所形成。线粒体内膜的内侧带负电荷，使得阳离子亲脂荧光素分布于线粒体基质上并聚集于线粒体内。目前研究认为，线粒体参与了细胞凋亡过程的调控和实施。与凋亡密切相关的*bcl-2*家族分布在细胞内膜系统，其中线粒体外膜上分布散多，*bcl-2*具有抑制线粒体通透性变化的能力，并通过此途径抑制细胞凋亡。

3. 胞质Ca^{2+}和pH值的变化

细胞内Ca^{2+}和pH值浓度的稳定对维持生命活动都是至关重要的。胞内Ca^{2+}库的释放，胞质Ca^{2+}与细胞凋亡关系密切。胞外Ca^{2+}内流促使胞质Ca^{2+}持续升高，作为凋亡信号启动细胞凋亡。另外，Ca^{2+}的释放打破了细胞内结构的稳定，使得细胞凋亡效应系统的关键成分开始和细胞结构正常时不能接触到的基质接触，从而触发细胞凋亡。目前，关于Ca^{2+}和凋亡诱导因子及其他凋亡信号间的相互关系备受关注。

近来证明，胞质pH值的变化影响细胞凋亡，细胞凋亡时伴随胞质pH值降低，胞质酸化影响细胞凋亡。胞质pH值降低可能与胞质Ca^{2+}升高有关。胞质酸化主要通过激活酸性DNase Ⅱ启动细胞凋亡。pH值降低也增强了一些酸性功能蛋白在细胞凋亡过程中的作用。目前认为，胞质碱化也可能促进细胞凋亡，在细胞凋亡时pH值升高激活了碱性核酸内切酶，启动凋亡过程。

（三）细胞凋亡的基因调控

细胞凋亡受基因的调控，其机制非常复杂。根据目前研究结果，凋亡基因可分为两类。一是诱导基因，主要有野生型*p53*基因、线虫中的*ced-3/ced4*基因、*c-myc*、细胞表面抗原基因Apo-1（Fas）等。二是抑制基因，主要有*bcl-2*、突变型*p53*基因和*ras*基因等。

上述两类基因，其效应分子基因蛋白产物的表达对细胞凋亡起重要的调控作用。诱导基因蛋白产物的表达上调，可提高细胞对凋亡信号的敏感性，促进细胞凋亡的发生；抑制基因蛋白产物的表达，可降低细胞对凋亡信号的敏感性，抑制或推迟细胞的凋亡。诱导与抑制凋亡两大基因蛋白表达的平衡，可对细胞的增殖、分化、死亡进行调控，维持细胞群体的正常稳定性。当这种稳定的调控失衡时，就会导致疾病。现已证实，异常凋亡状态的出现与肿瘤、AIDS、霍奇金淋巴瘤、阿尔茨海默病等多种疾病有关。因此，研究细胞凋亡对于肿瘤的发病机制，早期诊断以及肿瘤的治疗和预防有十分重要的意义。常见的凋亡基因及其蛋白如下。

1. *bcl-2*

*bcl-2*是研究最早的与凋亡有关的基因。研究表明，*bcl-2*基因是一种对细胞凋亡具有明显抑制作用的新型癌基因。它对细胞死亡的干扰有选择性，

但对细胞周期无明显影响，而是阻止细胞死亡的最后途径。*bcl-2*能抑制由许多因子，如化疗药物、某些病毒、*p53*、*c-myc*及生长因子等激发的凋亡。随着研究的深入，*bcl-2*基因家族不断扩大，它们中有的抑制凋亡，有的则促进凋亡的发生，这些基因均与*bcl-2*有较高同源性，如*bcl-x*、*bax*、*bad*、*mclT*等。*bcl-2*基因家族成员自身或彼此之间有形成二聚体或多聚体的能力，*bcl-2*家族的蛋白—蛋白相互作用，调节着细胞的存活与凋亡。

2. *p53*

*p53*基因不仅是一种与肿瘤发生、发展相关的抑癌基因，而且参与细胞生长、分化及死亡的调控。*p53*在调节细胞凋亡过程中起重要作用，正常细胞和肿瘤细胞在受到紫外线或γ射线照射后，含正常*p53*的细胞可进入程序性死亡，而*p53*基因缺失或突变的细胞则表现出对电离射线和化疗药物的抗性。野生型*p53*对凋亡起促进作用，而突变型*p53*对凋亡起抑制作用。*p53*基因可与多种癌基因和生长因子协同调节细胞凋亡，如*p53*基因可与*c-myc*、*bcl-2*，*TGF-β*、*IL-3*等相互作用，参与诱导肿瘤细胞凋亡。

3. *Fas*和*Fas*配体

*Fas*是肿瘤坏死因子（TNF）受体和神经生长因子受体家族的细胞表面分子，*Fas*配体（*Fas*-ligand，*FasL*）是TNF家族的细胞表面分子。*FasL*与其受体*Fas*结合导致携带*Fas*的细胞凋亡。抗*Fas*抗体、表达*FasL*的细胞和可溶性的*FasL*与*Fas*交联均产生细胞凋亡信息，而*bcl-2*过度表达或*bcl-2*和它们结合蛋白的*BAG-1*的共表达能抑制*Fas*致凋亡作用。

细胞凋亡不仅是单一的形态学和生化改变，实际上，细胞凋亡的发生机制是非常复杂且被精确调控的。目前，细胞凋亡信号的转导机制成为生命科学的研究热点。

二、细胞凋亡与疾病的关系

（一）细胞凋亡与肿瘤

随着肿瘤发病率的提高，人们对肿瘤的发生、发展及治疗的研究工作也在不断地深入。以往，细胞增殖的失调、细胞分化与增殖紊乱被认为是恶性肿瘤的发生机制。最近，人们认识到在肿瘤细胞快速增殖过程中，同时也发生凋亡，增殖和凋亡之间的平衡有可能决定着肿瘤的生长速度，细胞凋亡的减少在肿瘤的发生发展中起着重要的作用。研究显示，凋亡调节基因的紊乱、凋亡蛋白的增加是肿瘤形成的重要机制。用于调控肿瘤细胞凋亡的基因主要有*bcl-2*基因家族、*p53*基因、*Fas*基因家族和*c-myc*基因家族。许多肿瘤，尤其是消化道肿瘤被发现有凋亡现象的发生。研究表明，细胞凋亡在胃黏膜发生肠上皮化等病变中起决定性作用。从而参与肿瘤形成，但胃癌的凋亡指数一般低于慢性胃炎和胃溃疡，因此有人提出胃黏膜病变细胞凋亡减少、生存期延长、细胞大量堆积可能是胃癌发生、浸润及转移的基础。肿瘤的发展中，细胞凋亡可能与胃癌的血管生成有关。研究发现，凋亡指数与肿瘤内部微血管密度呈负相关，并与胃癌的组织类型有关。肝癌细胞的凋亡作用在肝癌细胞的增殖及转移方面特别重要。目前，对肝癌发病机制中*Fas*途径诱导凋亡的研究越来越深入。研究发现，p16基因在肝癌中发生高频率的纯合性缺失或突变。p16是一种新的肿瘤抑制因子，通过抑制周期素（Cyclin）D/CDK4活动，参与并调节细胞从G0期进入G1期。p16蛋白与CDK4特异性结合而使CDK4失活，反向调节细胞周期活动。cyclinD1与p16竞争性地与CDK4结合，通过影响CDK4的活性来调节细胞增殖周期，当p16基因发生缺失、突变、转录与表达异常时，p16的蛋白合成障碍，将使细胞增殖失控，导致细胞异常增殖。通过对肝癌细胞凋亡现象及机制的研究，为肝癌的治疗提供一些新的思路，即寻求诱导肿瘤细胞凋亡的方法治疗肿瘤，如抗*Fas*单克隆抗体的应用、细胞因子的诱导方法，基因反义或点突变技术、抑癌基因的导入等。

（二）细胞凋亡与其他疾病

1. 免疫系统疾病

除肿瘤外，许多以免疫功能异常为主要特征的疾病均存在细胞凋亡现象。研究表明，细胞凋亡在免疫形态的发生分化以及抗感染免疫和自身免疫病的发生中起重要作用。当凋亡过少、炎症反应过强时，易造成变态反应或自身免疫病；当凋亡过多、机体免疫力下降时，容易继发感染与肿瘤。在免疫反应过程中，包括激活的T淋巴细胞、B淋巴细胞以及未成熟的淋巴细胞等免疫细胞，都表现为对凋亡的敏感性。在细胞凋亡过程中，CD95（*Fas*）/

CD95L（*FasL*）以及CD40/CD40L（CD40配体）之间的相互作用起了重要作用。它们通过激活T淋巴细胞的自杀或通过杀伤激活的B淋巴细胞，进一步调节免疫反应的强弱。

2. 缺血性脑损伤和缺血性心脏病

脑缺血导致的细胞死亡一直被认为是由于神经元广泛坏死所致。近来研究表明，全脑或局部脑梗死均激活细胞凋亡过程，大脑半球短暂缺血后，缺血中心区域的神经细胞很快出现细胞坏死，但缺血中心区周围的神经细胞，以海马CAI区的锥形细胞最为明显，要经过一个潜伏期才出现延迟性神经细胞退化，这种延迟性神经细胞退化就是细胞凋亡。这种缺血后的细胞凋亡出现在缺血后1～2d，并在缺血周边区域出现bcl-2蛋白的表达，而且，不仅在神经细胞，在胶质细胞、小胶质细胞、内皮细胞和血管壁中也有表达，这提示非致死性的损伤导致细胞产生bcl-2，以抵抗细胞的凋亡。同样，在缺血后的脑组织中检测到*Fas*抗原的mRNA明显增加，提示*Fas*在细胞凋亡中起到一定的作用。

同缺血性脑损伤一样，长期以来人们认为细胞坏死是缺血性心肌死亡的唯一方式，但目前已证实，细胞凋亡也是缺血性心肌细胞死亡的重要方式之一。在体心脏的试验表明，再灌注损伤和心肌梗死均能诱发心肌细胞凋亡，尤其是在梗死的早期，急性期心肌缺血，心肌的持续性缺血是促发心肌梗死灶中心细胞凋亡的首要因素，常由血栓形成或栓塞或持久的冠状动脉痉挛造成，再灌注损伤也是急性期触发细胞凋亡的一个关键因素，这种情况多见于梗死灶的收缩带周围及血管短暂堵塞后再灌注的心肌细胞，慢性期心肌缺血是由于容量负荷过重刺激细胞发生凋亡，常见于梗死灶的瘢痕与正常心肌之间连接部位。心肌梗死的大小取决于细胞凋亡的严重程度，细胞凋亡可能是缺血性心脏病演化为心力衰竭的细胞学机制。

除此之外，非缺血性心脏病，如病毒性心肌炎、心肌病、心律失常和心脏移植等均发生心肌细胞凋亡，从而改变了以往对心肌死亡的观点。

3. 感染性疾病

当病原微生物感染宿主后，宿主细胞利用细胞凋亡来清除病原微生物，而病原微生物为了生存与繁殖而抑制细胞凋亡。细胞凋亡是免疫细胞进化过程中的一种高度保守的基本生理功能，现已证明，病毒的溶解性感染所产生的细胞病变作用（CPE）与细胞凋亡有关，而病毒的持续性感染与病毒抑制细胞凋亡有关。与凋亡有关的病毒有：腺病毒、辛德毕斯病毒、流感病毒、牛疱疹病毒、人类免疫缺陷病毒（HIV）、人类乳头瘤状病毒（HPV）、巨细胞病毒（CMV）和柯萨奇病毒（EBV）等。这些病毒通过不同的作用机制诱导或抑制细胞发生凋亡。除病毒之外，某些细菌和寄生虫也可诱发宿主细胞凋亡，如福氏志贺杆菌引起的人体结肠黏膜细胞凋亡，幽门螺杆菌引起的胃黏膜细胞凋亡，白喉杆菌释放的外毒素引起的细胞凋亡，恶性疟原虫感染引起的外周血单个核细胞凋亡等。

HIV感染可导致AIDS，HIV感染的细胞学特征是特异性破坏CD4$^+$T淋巴细胞，造成CD4$^+$T淋巴细胞及相关的免疫功能缺陷，导致感染和肿瘤。研究表明，在HIV感染过程中，从HIV对CD4$^+$T细胞黏附、病毒颗粒进入CD4$^+$T细胞、*HIV*基因组在CD4$^+$T细胞中的复制和装配、HIV从CD4$^+$T细胞的出芽释放等各个环节，都与细胞凋亡密切相关。而且，HIV感染后细胞凋亡的发生也与一系列细胞因子的表达以及不同类型细胞之间的相互作用有关，如TNF-α能诱导HIV感染细胞的凋亡，而N-乙酰半胱氨酰能抑制细胞凋亡。*HIV*基因表达使T淋巴细胞对某些凋亡诱导因素（如氧化应激）更加敏感。

通过对各种疾病细胞凋亡的研究，使得人们对疾病的发生机制有了新的认识，同时也为研究蒙药治疗的作用机制提供了新的思路，能够帮助蒙药治疗寻找新的药物靶点。

三、流式细胞仪在细胞凋亡研究中的应用

（一）凋亡细胞形态学特征检测

凋亡细胞的形态学变化是细胞发生凋亡时最可靠的证据，其直接检测方法主要是通过对组织或细胞进行各种染色，然后在光学显微镜或电子显微镜下观察。如通过苏木素-伊红（HE）染色、吉姆萨（Giemsa）染色、甲基绿-哌诺宁染色。在普通光学显微镜下观察，通过荧光染料如吖啶橙（AO）、Hoechst 33258染色在荧光显微镜下观察，制成超薄切片用电子显微镜观察，可以区别细胞凋亡和坏死。

而通过FCM可以间接地检测到凋亡细胞的形态学变化，主要根据未经

染色的凋亡细胞的光散射特征进行检测。FCM提供的散射光参数主要包括前向散射光（FSC）和侧向散射光（SSC）。FSC主要与细胞的大小有关，对同一个细胞群体，散射光强的，其细胞大一些，而散射光弱的，其细胞小一些。SSC主要与细胞内颗粒密度有关，颗粒密度越大，SSC就越大，而颗粒密度越小，SSC就越小。当细胞发生凋亡的早期，细胞膜完整、细胞皱缩，因此这一阶段凋亡细胞的FSC较活细胞小，而SSC较之增强或无明显变化，当细胞凋亡进一步发展时，细胞皱缩更加明显，核质的变化导致细胞内颗粒密度明显增强，FSC进一步变小，而SSC却明显增大，最终，当凋亡小体形成时，FSC明显缩小。另外，也可以通过FSC区分坏死细胞和凋亡细胞，细胞坏死时，由于细胞肿胀，其FSC增大，SSC在细胞坏死时也增大，但晚期凋亡细胞的FSC和SSC与坏死细胞区分不明显。当坏死细胞的细胞破裂，核质丢失，细胞成为碎片时，其FSC和SSC均明显变小。尽管理论上可以根据细胞凋亡过程中光散射参数的变化确定凋亡细胞，但实际上，由于被检测细胞形态上的均一性和核/质比例不同，凋亡不同阶段的细胞其光散射参数的变化不同，有时很难准确检测到凋亡细胞，但将光散射参数与荧光标记的抗体或荧光染料结合起来检测细胞凋亡，可以克服单纯的光散射参数的缺点。

（二）凋亡细胞对染料吸收能力的检测

凋亡细胞的一个重要特点是很长的一段时间里细胞膜的结构未受影响，其主要表现为：维持膜的基本功能，如离子和大分子的屏蔽作用和具有功能的通道泵。根据不同状态下的细胞对染料的吸收或排斥能力不同，可以通过流式细胞仪定量检测活细胞、凋亡细胞和坏死细胞的百分率。处于早/中期的凋亡细胞仍然保持着完整的质膜及质膜的基本功能，阻碍了大分子物质和离子进入细胞内，而坏死细胞或晚期凋亡细胞，其质膜完整性受到破坏，使得某些大分子物质或离子可以进入细胞内。因此，根据活细胞、早/中期凋亡细胞、坏死细胞或晚期凋亡细胞其细胞膜对某些DNA染料的通透性不同，可以将它们区分开。

常用的DNA染料有：碘化丙啶（PI）、溴化乙锭（EB）、7-氨基-放线菌素D（7-AAD）和赫斯特类染料（特别是HO33342）等。PI和EB均属于插入性荧光染料，可选择性地定量嵌入核酸（DNA/RNA）双螺旋的碱基之间，其荧光发射均为橙红色，如果使用氩离子激光488nm激发，PI的发射光谱波长在610～620nm，EB发射出的荧光波长在603～610nm，有时PI和EB可以相互替代，但EB毒性较PI大。

7-AAD主要以插入方式与DNA链的G-C碱基对结合，其激发波长约为580nm，最大发射波长为660nm，由于其发射波长较长，这个染料可与藻红蛋白（PE）结合，通过单一光谱488nm的激光光源激发，可以进行定量DNA和免疫荧光的双参数流式分析。

由于EB、PI和7-AAD等染料不能进入细胞膜完整的活细胞中，即正常细胞和凋亡细胞在不经固定的情况下对这些染料是拒染的，而坏死细胞胞膜完整性在早期即已破损，可被染色，因此这些染料可以用于鉴别死细胞和活细胞。其中，PI毒性相对较小，且能被大多数多功能流式细胞仪的激光（氩离子激光）所激发，是常用的鉴定死细胞和活细胞的染料。

（三）凋亡细胞Caspase酶的检测

如前所述，Caspase家族在细胞发生凋亡过程中起着重要作用，通过Caspase对大分子结构（如DNA、细胞骨架）的瀑布级联水解反应，导致程序性细胞死亡。在Caspase家族中，Caspase-3是最重要的指示蛋白酶，活化的Caspase-3可以蛋白水解切割和激活其他的Caspase、相关的胞质靶位点（CK18）和PARP。Caspase-3切割细胞因子，尤其是CK18，是凋亡过程中Caspase切割发生的早期指示因子。

通过定位Caspase-3在聚合酶PARP的作用位点，表明Caspase-3的裂解位点是四肽VEVD，据此可以通过流式细胞仪检测Caspase-3及其活性。采用多克隆抗体特异地识别激活的Caspase-3是流式细胞仪检测凋亡的新技术，这些抗体是针对人活性Caspase-3片段的，即Caspase-3原酶被裂解激活后所暴露的结构表位。通过荧光底物VEVD-AMC被活化的Caspase-3切断成荧光物质AMC，在流式细胞仪389nm紫外线激发波长下可发出450nm波长的荧光，通过对荧光强度的检测可对Caspase-3的活性进行定量分析。

Caspase-3的活性在细胞凋亡发生前是测不到的，只有在凋亡的早期才能检测到。随后在凋亡的过程中持续升高，在凋亡晚期快速下降。因此，对Caspase-3的连续监测可动态观察凋亡的整个过程。

Caspase-3裂解细胞角蛋白，特别是角蛋白18。在凋亡早期，Caspase裂解角蛋白18产生了新的表位点，单克隆抗体M30 CytoDeath能特异结合角蛋白18的新表位，这在正常细胞是检测不到的。这一抗原—抗体免疫反应定位于凋亡细胞的胞质，是流式细胞仪检测细胞凋亡的一种新手段。

（四）膜磷脂重新分布的检测

细胞发生凋亡时，细胞膜结构的变化出现比较早，主要表现为细胞膜内外不同的磷脂基团重分布。在正常活细胞状态下，细胞维持膜两侧的磷脂不对称分布，细胞外膜PS完全缺如，这一稳定状态主要因为细胞主动把外膜PS转运到内膜。在特定的条件下，如细胞发生凋亡时，这一不对称性被破坏，导致外膜持续出现PS。这一过程首先在受体激活的血小板和老化的红细胞中被发现。在受体激活或衰老时，细胞膜上PS转运活性受抑，使PS出现在血小板及红细胞的外膜。膜两侧磷脂定位调节的分子机制仍是目前研究的热点。Fadok及其合作者首先提出有核细胞凋亡时有PS外翻，显然有核细胞膜两侧的磷脂分布调节与血小板和红细胞有相似之处。Fadok等人的发现触发了凋亡中Annexin V作用的研究，这主要是由于在Ca^{2+}存在时，Annexin V能特异性地结合磷脂膜上的PS。因此，Annexin V能用于区别PS暴露及未暴露的血细胞和其他有核细胞。由于Annexin V具有区别凋亡及坏死细胞的能力，使用结合FITC的Annexin V和PI，我们能区别活细胞、凋亡细胞、继发坏死细胞。PS外翻是绝大部分细胞凋亡的特异现象，而且不依赖于刺激因子。

待测细胞及Annexin V-FITC（终浓度为1μg/ml）与1.8mmol/L的Ca^{2+}混合，再加入PI（终浓度为1μg/ml）染色特异性膜受损的细胞。Annexin V-FITC与PS外翻的细胞迅速结合，无须长时间孵育和洗涤就可以通过荧光显微镜或流式细胞仪来分析。活细胞不被Annexin V和PI染色，膜未受损坏凋亡细胞仅被Annexin V-FITC染色，继发的坏死细胞及晚期凋亡细胞被Annexin V和PI双染色。

Annexin V-FITC和PI/7-AAD染色计数凋亡细胞的方法不适用于常规胰酶收集的贴壁细胞，因为常规的收集方法影响了细胞膜结构，导致外膜PS外翻。van Engdand等创立了适合贴壁细胞检测的方法，即贴壁细胞在使用细胞刮刀定量收集前先用Annexin V标记好，得到细胞悬液后再使用PI复染。

（五）凋亡相关蛋白的检测

在细胞凋亡的研究中，要重视对凋亡相关蛋白的检测，它们在特定的信号传导通路中与启动凋亡的信号分子相互作用。从凋亡开始到凋亡结束，许多信号传导通路都需要或受到特定的蛋白间相互作用的调控。我们现在所发现的p53、bcl-2、apo-1（fas）等调控凋亡的基因蛋白产物均有相应的单克隆抗体产品，从而可以用FCM进行快速、方便的检测，这也是目前流行的凋亡检测方法。操作时需要注意的是，有些蛋白存在于细胞膜表面，如Fas，而有些则存在于胞质或细胞核内，如p53、bcl-2，因此标本的处理方法不同。对胞内蛋白染色前要用皂角素或其他破膜剂进行破膜，然后再加入抗体，其他步骤与常规标记方法相同。

第二节　机体免疫状态检测在蒙药药理学研究中的应用

机体免疫功能不仅与恶性肿瘤、免疫系统的疾病有关，而且还与众多器官功能状态及疾病有着密不可分的联系，因此对于监测蒙药对免疫状态的调节十分重要。

一、淋巴细胞及其亚群的分析

淋巴细胞是免疫系统中执行免疫功能的重要细胞，各种CD分子广泛分布于T细胞、B细胞、骨髓造血干细胞、血小板、巨噬细胞、树突状细胞（Dendritic cell，DC）和自然杀伤细胞（Natural killer cell，NK细胞）等免疫细胞。免疫细胞CD分子的改变与细胞的活化、功能及临床疾病的病理变化关系密切，此外，不同免疫细胞群间比例对机体的免疫功能也具有重要的影响，因此通过流式细胞仪计数和淋巴细胞亚群分析对于了解机体的免疫状态，淋巴细胞的发育、分化、功能成熟和活化，鉴别新的淋巴细胞亚群具有重要价值；同时通过研究和分析疾病与特异性淋巴细胞亚群表面标志的关系，对临床免疫相关性疾病的诊断、治疗和疗效观察等有着重要的临床意义。

（一）T淋巴细胞及其亚群

T细胞都有一个共同标志CD3。外周血中成熟的T淋巴细胞主要属于TCRJ T细胞，可分为辅助性T细胞（Helper T cell，Th）、细胞毒性T细胞（Cytotoxic T cell，Tc）和调节性T细胞（Regulatory T cell Treg）。此外还有TCRy5+T细胞和NK1.1+T细胞。目前临床主要进行下列T细胞及其亚群相关的检测。

1. 辅助性T细胞

主要为CD3$^+$CD4$^+$CD8$^+$T细胞，Th细胞功能复杂，主要可辅助其他淋巴细胞的发育和分化，产生细胞因子，参与固有和获得性免疫。根据其产生的细胞因子和生物学效应的不同可分为Th1、Th2、Th9、Th17、Th22和滤泡辅助性T细胞（T follicular helper cells，Tfh）等不同的Th亚群。其中Th17备受关注，主要参与和介导各种免疫炎症，与感染、自身免疫病和肿瘤关系密切。

2. 细胞毒性T细胞

主要为CD3$^-$CD4$^+$CD8$^+$ T细胞，主要介导特异性的细胞毒作用，并受MHC-I类分子限制。按Tc细胞分泌细胞因子的类型不同可分为Tc1和Tc2亚群。Tc细胞在抗肿瘤免疫、抗病毒感染，介导移植排斥反应和自身免疫病中发挥了重要作用。

3. 调节性T细胞

主要为CD4$^+$CD25$^+$FoxP3$^+$ T细胞。根据来源可以分为天然调节性T细胞（Natural T reg，nTreg）和诱导型调节性T细胞（InducedTreg，iTreg）。Treg具有免疫调节功能，在自身免疫病、肿瘤和器官移植排斥反应中具有重要作用。近年来认为Treg/Th17细胞之间的失衡是许多免疫炎症性疾病发生的关键机制。

4. B细胞及其亚群

外周血中成熟B细胞占淋巴细胞的5%～15%，主要表达BCR、CD19、CD20、CD21和CD22。根据发育分化和表达CD5分子的不同，可分为B1和B2两个亚群，活化的B细胞可表达CD83。参与固有和获得性免疫，在Th2辅助下分泌抗体。在抗感染、抗肿瘤，介导自身免疫病和移植排斥反应中发挥重要作用。

5. 自然杀伤细胞

NK细胞的特征性标志为CD3$^-$CD16$^+$CD56$^+$，此外还表达CD2和CD11a/CD18。NK细胞在外周血中约占10%，主要作用是通过直接或间接细胞毒作用参与固有和获得性免疫，不受MHC限制性，还可分泌IFN-Y等细胞因子参与免疫应答调控。在抗感染、抗肿瘤和移植排斥反应中具有重要作用。

6. 树突状细胞

DC是重要的抗原提呈细胞，主要可分为CD11c$^-$CD33^{dim}HLA-DR$^+$Lineage$^-$CD123$^+$的浆细胞样树突状细胞（Lymphoid dendritic cell，LDC）和CDllc$^+$HLA-DR$^+$Lineage$^{dim/-}$的髓样树突状细胞（Myeloid dendritic cell，mDC）。当然，DC的亚群和功能很复杂，也不是仅仅依靠上述标志能够完全区分的，因此对于DC与临床疾病关系的分析尚需慎重。

二、淋巴细胞功能分析

淋巴细胞表面标志的检测不能完全反映各类淋巴细胞的功能，特别是对活化状态的淋巴细胞功能的检测，需采用细胞增殖抑制试验、细胞毒作用、细胞内细胞因子测定来反映淋巴细胞功能。

（一）淋巴细胞增殖试验

淋巴细胞增殖主要分为两类：一类是通过丝分裂原刺激所有的淋巴细胞增殖试验，另一类是通过特异性抗原刺激观察T、B细胞对特异性抗原的免疫应答。目前采用FCM分析淋巴细胞增殖试验常采用羧基荧光素琥珀酰亚胺酯（Carboxyfluorescein succinimidyl ester，CFSE）标记，由于CFSE是一种细胞膜染料，当细胞发生增殖时，细胞因分裂导致荧光强度成倍衰减，出现连续的不同的荧光衰减的峰，而没有增殖的细胞不会出现CFSE的衰减。

（二）CD8 T和NK细胞介导细胞毒性试验

细胞毒作用的测定可利用双醋酸荧光素（Fluorescein diacetate，FDA）

标记法。FDA能穿入活细胞内，在胞内受脂酶水解而产生荧光物质，当细胞受损伤时，荧光染料随细胞破裂而释放于基质液中，通过FCM检测残留的FDA阳性细胞比例，可反映淋巴细胞的细胞毒活性。此外也可采用CFSE标记抗原特异性靶细胞，当抗原特异性CD8$^+$T细胞与靶细胞结合发生杀伤后，荧光阳性细胞的百分率就大大降低，以此检测CD8$^+$T细胞的细胞毒检测。检测NK细胞的细胞毒作用，只要选择NK敏感的靶细胞就可以。

（三）特异性CD8$^+$T细胞功能的检测

特异性抗原激发的淋巴细胞增殖可采用MHC-抗原肽四聚体技术（MHC-peptide tetramer assay）。该技术采用基因工程表达重组MHC-1类分子，并以生物素（Biotin）标记MHC-I类分子，按一定比例与p2-微球蛋白及特异性抗原肽共育，使其MHC-I类分子折叠成正确的构象，形成抗原肽-MHC复合物。将1份荧光素标记的链霉亲和素（Streptavidin，SA）与4份生物素标记的抗原肽-MHC复合物结合形成四聚体，最后抗原肽-MHC四聚体与抗原特异性CD8$^+$T细胞的TCR结合，通过流式细胞仪可定量检测体内抗原特异性Tc细胞的比例。如果用特异性抗原刺激后，还可用细胞因子胞内染色检测针对特异性抗原应答的Tc细胞的频数，该技术常用于肿瘤等疫苗的研究。

（四）淋巴细胞胞内细胞因子的检测

采用FCM检测淋巴细胞内不同细胞因子的含量，同时结合淋巴细胞表面标志物染色，可以反映特定的淋巴细胞群体抗原的应答能力，从而确定该细胞群体在免疫应答中的生物学功能。操作简述如下：高尔基复合体分泌阻断剂处理经抗原活化的淋巴细胞，抑制细胞因子分泌，再用荧光抗体对淋巴细胞表面标志染色，然后以皂角素通透细胞膜，最后用细胞因子荧光抗体对细胞进行胞内染色。通过FCM分析确定某淋巴细胞群体分泌细胞因子及其相对含量。当然也可以针对某个群体分析其所表达的多个细胞因子，这主要取决于试验需要和流式细胞仪的配置。

总之，FCM分析淋巴细胞亚群及其功能的最大优势是可采用多个荧光素或荧光抗体标记，全面分析细胞的特征和生物学活性。

第三节　肿瘤相关流式分析在蒙药药理学研究中的应用

一、肿瘤耐药相关蛋白分析

多药耐药基因（Multiple-drug resistance gene，MDRG）是肿瘤细胞耐药的根源所在，它编码的多药耐药蛋白（Multidrug-resistance associated protein，MRP）导致了肿瘤细胞对多种化疗药物的耐药，称为多药耐药（Multiple-drug resistance，MDR）。常见的耐药基因所表达的蛋白有ATP结合盒（ATP-binding cassette，ABC）蛋白、转运蛋白P糖蛋白（P-glycoprotein，P-gp）、多药耐药蛋白1（MRP1，也是ABC转运蛋白超家族成员）、肺耐药相关蛋白（Lung resist protein，LRP）、胎盘型谷胱甘肽-S-转移酶（Glutathione-S-transferase-pi，GST-π）、乳腺癌耐药蛋白（Breast cancer resistance protein，BCRP）和多药耐药相关蛋白2（MRP2）等。这些耐药基因的产物通过多种途径可将胞内的多种化疗药物转移到胞外，从而介导肿瘤耐药。此外，许多肿瘤干细胞（Tumor stem cell，TSC或cancer stem cell，CSC）含有MRP，因此肿瘤耐药的根本原因是肿瘤中的TSC。可采用特异性荧光抗体标记或采用检测外排活细胞荧光染料的方法检测MRP。肿瘤细胞多药耐药相关蛋白的检测对监测临床肿瘤化疗效果、药物选择有重要意义。

二、流式细胞周期与DNA倍体分析

FCM分析在肿瘤研究方面已成为重要的手段之一，能对肿瘤细胞DNA含量作定量分析，解析细胞周期，通过细胞异倍体测定预测各种肿瘤的预后，并能在化疗中对药物的选择和放疗中强度、时间的决定等起指导作用，解析抗癌药物作用机制，对癌症进行早期诊断及鉴别良恶性有一定参考价值。

（一）流式细胞周期与DNA倍体分析的基本原理

在生物细胞核中，DNA含量并非恒定，随细胞增殖周期时相不同而发生变化。G_0期是第一次细胞分裂完成后进入第二次分裂开始前的阶段。换言之，即第一次细胞分裂完成形成两个子细胞后，在未接受另一次分裂信号之前，即为G_0期。G_0期细胞是不参与细胞增殖的一群细胞，即为静止期细胞，其细胞DNA含量为较恒定的2C，即二倍体（diploid）。G_1期指第二次分裂开始到本次DNA复制之前的过程，此期主要功能是积累能量和原料为DNA的复制做准备，故又称DNA合成前期。G_1期细胞具有增殖活性，开始有RNA的合成。G_0期和G_1期是细胞处于周期过程中两种不同功能状态时相的细胞，不能视为同一细胞，但就DNA含量而言，两者相同，均为二倍体DNA含量。S期，又称DNA合成期，合成及复制DNA，当细胞进入S期后，DNA含量值逐渐从2C到4C增加，直到细胞DNA倍增结束，进入G_2期。G_2期指从DNA复制完成到有丝分裂开始的时间区间，又称DNA合成后期或有丝分裂前期，此期合成大量蛋白质，为M期的细胞分裂做准备。经过G_2期后，细胞最终进入M期，M期即有丝分裂期，细胞进行分裂，M期时间间隔是指从有丝分裂开始到结束，M期又分为前、中、后、末4期。在M期分裂为两个子细胞之前，G_2期和M期细胞的DNA含量均为恒定的4C，即为四倍体细胞群。

1. 流式细胞分析细胞周期的基本方法

FCM分析细胞周期与DNA倍体时，需对DNA进行染色。DNA荧光染料与细胞DNA结合主要有2种方式：一种是嵌入式，即选择性地定量嵌入核酸（DNA、RNA）双螺旋的碱基之间，如PI、EB，另一种是非嵌入式，即以非嵌入方式特异性地与DNA链上某碱基对结合，如Hoechst系列、普卡霉素、DAPI、7-AAD等。DNA荧光染料与DNA结合均具有特异性，且有一定量效关系，即DNA含量的多少与荧光染料的结合量成正比，荧光强度与DNA吸收荧光分子多少成正比。荧光染料（如PI）与细胞DNA分子特异性结合，而且有一定的量效关系。即DNA含量的多少与PI结合量成正比，荧光强度与荧光直方图的通道数成正比。因此，FCM分析一个群体细胞峰细胞周期与DNA倍体时，将DNA含量直方图分为3部分，即G_0/G_1、S、G_2/M期3个细胞峰，G_0/G_1和G_2/M细胞峰DNA的含量呈正态分布，S期细胞峰则是一个加宽的正态分布（图3-1、图3-2）。

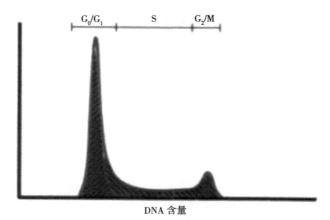

图3-1　流式细胞分析细胞周期

2. DNA含量的表示方法

细胞群的DNA含量在FCM分析中一般以DNA指数（DNA index，DI）表示其相对含量，一个正常的二倍体细胞峰，其G_0/G_1期细胞DNA含量为2C，DI值为1.0。

DI=（标本G_0/G_1期细胞峰平均荧光道数）/（正常二倍体标准细胞G_0/G_1期细胞峰平均荧光道数）

3. DNA倍体的判定标准

DNA倍体的判定是根据所测细胞群DNA荧光直方图G_0/G_1峰的DNA相对含量值，即DNA指数值进行判定的，从理论上讲，二倍体的DI值应为1.0，四倍体的DI值应为2.0（图3-2），由于测定过程中存在一定漂移，实际所测DNA含量直方图的G_0/G_1峰为正态分布，因此FCM DNA定量分析用变异系数（CV）来解释这种实测过程的漂移现象。实测结果的CV一般包括两部分，即仪器测定和试验样品的CV。然而，CV常受到样品所固有性质的一些影响，如样品的物理及生化性质、样品处理方法、荧光染色等。因此，使用FCM进行人类组织细胞DNA定量分析时，最好使用一些接近人类的正常细胞DNA含量的生物细胞（常用的有鸡红细胞、鳖红细胞作内参；人外周血淋巴细胞作外参）作为标准细胞的CV，这些生物细胞DNA含量均质性好，大小、形态较一致。在试验过程中，一般生物标准细胞的$CV<3\%$，新鲜组织标本的$CV<5\%$，但不同样品固定方法和染色方法可有差异。

（二）流式细胞周期与DNA倍体分析在临床肿瘤学中的意义

FCM分析能够测定细胞的很多参数，在肿瘤临床工作中以DNA含量及细胞周期测定最受重视，应用最为广泛。在细胞周期中DNA含量随各时相发生周期性变化。如果DNA含量发生微小的异常变化，则有可能导致恶性肿瘤的产生。利用FCM分析精确测定细胞DNA含量已证实恶性肿瘤细胞比正常细胞的DNA含量高。从FCM DNA周期分析可进一步判断细胞的DNA倍体水平。人体正常的体细胞均具有较恒定的DNA二倍体含量，细胞癌变过程中常伴随细胞DNA含量的改变，DNA非整倍体细胞是恶性肿瘤的特异性标志之一。FCM分析可对细胞周期的分布状态进行精确检测，并计算出$G_0/G_1\%$，$S\%$及$G_2+M\%$，了解细胞的增殖能力。在肿瘤学研究中，通常以S期细胞比例来判断肿瘤增殖状态。大量研究证实流式细胞周期与DNA倍体分析对肿瘤的早期诊断、鉴别诊断、预后的估价及疗效的评价均有重要参考价值。

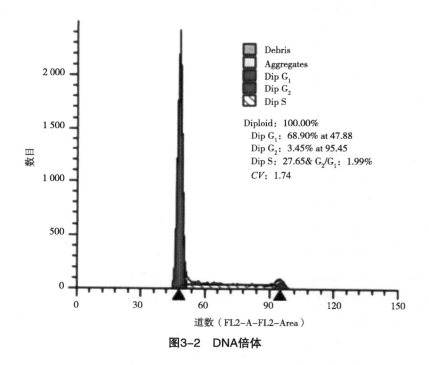

图3-2　DNA倍体

恶性肿瘤的早期诊断是提高治愈率和生存率的关键，良、恶性肿瘤的鉴别诊断对于确定临床治疗方案起决定性作用。病理形态学方法是肿瘤诊断主要的方法，但由于某些肿瘤，特别是早期肿瘤缺乏客观明确的形态改变，给病理诊断造成困难，易引起误诊而影响治疗。病理学者孜孜不倦地探讨诊断肿瘤的量化、客观指标，以期提高诊断的正确率。FCM分析技术的出现给肿瘤的诊断带来了飞跃。用FCM分析技术检测细胞的DNA含量，尤其是DNA异倍体，可为判断肿瘤的生物学行为提供客观而准确的资料，辅助肿瘤的早期诊断和鉴别诊断。

DNA非整倍体出现可能是癌前病变发生的一个重要指标。正确识别癌前病变是早期诊断恶性肿瘤的重要环节，早期发现与治疗癌前病变对肿瘤的预防具有重要的实际意义。癌前病变是指某些具有癌变潜能的病变。临床上所谓癌前病变所包括的实际上是一大组生物学行为迥异的病变，其中仅一小部分具潜在癌变可能，而大部分完全是良性病变。利用病理形态学手段能将其区别开来，即只有那些不典型增生或称异型增生的上皮具癌变潜能，为了进一步区别不典型增生上皮癌变潜能的大小，通常根据其增生程度和形态表现将其分为Ⅰ、Ⅱ、Ⅲ三级，分级越高，癌变可能性越大，特别是Ⅲ级不典型增生，其中有一部分可能已是癌，只是形态学上尚不能确定诊断。不典型增生分级的判断几乎全靠经验，缺乏客观指标，有些病例，即使是经验丰富的病理医师，所作出的诊断也可能截然不同。对这组病变，用FCM分析DNA含量可提供更准确、客观的诊断信息。对食管、胃、宫颈、结肠、鼻咽、口腔黏膜、子宫内膜等处癌前病变的研究结果表明，DI和非整倍体出现率随上皮增生程度增高而增高，非整倍体的癌前病变经随访发现近半数发生癌变。DNA非整倍体的出现率与癌变率及不典型增生的程度密切相关。癌前病变增生程度越重，出现DNA非整倍体率越高，DNA非整倍体的出现可能是癌前病变发生癌变的一个重要标志。检测癌前细胞DNA含量变化规律，可以对其癌变的发生进行预测，及时作出早期诊断。

淋巴瘤在病理形态学还不能作出诊断之前，FCM分析可以提供准确的诊断信息，淋巴瘤的早期阶段不像上皮性肿瘤的癌前或癌变早期具有一定组织学上的特征。由于某些淋巴瘤（如皮肤T淋巴细胞淋巴瘤）早期病理形态常难确定，但其DNA倍体多为非整倍体，因此应用FCM分析细胞DNA含量的异常变化，使得淋巴瘤的早期诊断成为可能。FCM对于淋巴瘤的早期诊断具有比形态学更为敏感、客观的优点，它可测出正常细胞和异常细胞

DNA含量的微小差别，在形态学还不能作出诊断之前，就可提供确切的诊断信息。

DNA非整倍体的交界瘤应按恶性肿瘤对待，卵巢交界瘤的客观存在已被大多数病理学者所接受，但其病理诊断标准不统一，即使资深病理医师，对交界瘤的诊断也感棘手。属于交界瘤的这组肿瘤形态学介于良、恶性之间，难以鉴别，而其生物学行为有的是恶性，有的是良性。临床医师常难于采取何种治疗措施。研究表明，FCM分析肿瘤细胞DNA含量可作为一种辅助诊断手段，并能指导临床治疗，浆液性交界瘤DNA倍体出现率明显高于黏液性交界瘤，这可能是浆液性交界瘤的恶变率高于黏液性交界瘤的原因。通过随访发现DNA二倍体的交界瘤生存期明显长于DNA异倍体的交界瘤。DNA异倍体的卵巢交界瘤预后差，提示交界瘤出现异倍体即已具备恶性肿瘤特征。尽管病理形态学上尚不能证实为恶性，也应视为恶性。

第四节　微生物相关流式分析在蒙药药理学中的应用

近年来流式细胞分析技术在微生物学检测方面有了很大发展，与其他检测项目相比，有着很大优势。传统的细菌学检测首先需要分离、培养细菌，在大多数情况下需48~72h。因此，现有的方法虽然有一定的敏感性和特异性，但耗时长，流式细胞分析技术（FCM）的应用提供了一种简便、快速、灵敏可靠的细菌诊断方法，可以应用到蒙药抗菌药理学研究中。FCM不但可以迅速鉴定病原菌，而且能根据细菌特性进行分型，特别对生长缓慢的细菌比较适合，如分枝杆菌和真菌，通常可在4h内获得结果，同时也使一些不易进行培养的病原体得以鉴定。FCM还可用于细菌药物敏感试验，甚至在微生物被鉴定之前即可提供药敏结果。本章对FCM在微生物学中的应用和基本方法进行介绍。

一、抗菌药物敏感性试验

FCM体外抗菌药物敏感性试验始于20世纪80年代初，90年代以来在很多国家已有较大发展，甚至已被建议作为临床实验室的常规药敏试验，其主要机制是利用某些荧光素染料的化学特性，通过FCM检测染料与病原体结合后发出的不同荧光强度，间接反映病原体的活性或功能状态，进而帮助判断病原体对抗生素的反应性，详细操作步骤如下所述。

（一）设门

寻找并准确设定被测病原菌的位置是进行抗菌药物敏感性试验的基本前提。微生物病原菌种类繁多，大小，形状各有差异，而且从总体看大多比人体单个细胞要小。因此找准病原菌的位置相对较难，不易排除碎片或其他杂质的干扰，FCM散射光信号对设门非常重要，它不仅可以敏感地反映病原菌大小和内部结构，还可显示病原菌在抗菌药物作用后的形态改变，若结合反映病原菌活性的荧光素信号共同分析，则更能保证结果的准确性。

（二）荧光信号的应用

荧光染料是标记死细菌与活细菌或细菌功能状态的探针，必须谨慎选择。按其作用机制可分为：一是与细胞待定成分（蛋白、核酸、脂类等）相结合的染料，如碘化丙啶（PI）、EB与核酸结合，异硫氰酸荧光素（FITC）与蛋白质结合。二是反映细胞功能状态或代谢活性的染料，包括标记膜电位、细胞内pH值、细胞内Ca^{2+}浓度、细胞酶（酯酶、过氧化物酶等）等相关的荧光染料，如阳离子染料DiOC5（3,3′-pentyloxocartxxyanine iodine）和阴离子染料oxonal[bis-（1,3-dibutylbarbituric acid）trimethine oxonol]。当细胞膜处于受损或死亡状态时，膜电位降低。因此，DiOC5在活性好的细菌细胞内荧光强度高，但在抗菌药物作用后，细胞膜去极化则结合减少，荧光强度减弱；而oxonal染色效果完全相反。三是异染性染料，如吖啶橙（AO）可同时与DNA和RNA结合，但其发射光的波长不同。与DNA结合荧光发射波长为530nm，呈绿色荧光，与RNA结合发射波长为640nm，呈红色荧光。此外，根据荧光染料穿透细胞膜的能力，又可分为非渗透性和渗透性两类。前者如标记DNA和RNA的PI、EB等，可被完整的细胞膜排斥在外，只有当抗菌药物或其他因素破坏了细胞膜结构完整性后，染料方可经膜进入细胞内与DNA结合。因此，当病原体细胞荧光强度增加，表示细胞膜的完整性遭到破坏或病原体活性下降。相反，膜可渗透性染料如乙酰乙酸荧光素（FDA）等可通过正常细菌的质膜，并被胞质中非特异性酯酶水解为发荧光的游离荧光素，使活菌发出强烈荧光，而死亡菌细胞的荧光强度明显降低。Norden等利用FDA进行结核杆菌的药敏试验效果满意，与常规分枝杆菌属药敏试验相比，该法可提前24～48h获得结果。上述可见，FCM药敏试验时选择荧光素染料应从以下3点考虑：一是荧光素的激发波长和发射波长是否与仪器的激光发射系统及滤光片相吻合。二是被测抗菌药物的作用机制或位点。三是荧光素的着色和强弱与被测菌的活性或功能状态之间的关系。

（三）样本处理

FCM药敏试验的根本要素是通过荧光强度显示细菌的功能状态或活性，从而间接反映抗菌药物对病原菌的作用效果。因此在制备标本和检测的整个过程中，必须严格控制试验条件，尽可能排除抗菌药物之外一切可能影响荧光强度的因素：一是病原菌本身因素和浓度。不同菌种甚至相同菌种的不同菌株对染料的反应能力不同，因此每份标本均应作自身阴性和（或）阳性对照，并在染色前认真计算病原菌的浓度。二是染料浓度和染色时间。同样条件下，染料浓度较高效果好，但要注意过高的染料浓度对细胞有毒性效应。三是表面活性剂可影响细胞膜渗透性甚至杀灭细菌，配试剂时要特别引起注意。四是接种菌的生长阶段和接种量。有学者认为用稳定期的细菌做测试比对数生长期更好。五是染色的温度、pH值等。六是仪器的状态。测试某种细菌的方案和条件一旦设定，不要轻易改动，还要定期测试激光管的性能、电压稳定性等。

FCM用于抗菌药物敏感试验具有方法简单、快速，结果客观等优点，可以应用在蒙药抗菌药理学研究中。Ordonez用DiOC5作为探针检测金黄色葡萄球菌对青霉素和苯唑西林的敏感性，其结果与传统敏感试验相当。从加入抗菌剂开始，整个过程只需90min，而传统药敏试验通常需要18～24h。Noniensf用FDA为探针进行结核杆菌的药敏试验，与传统分枝杆菌属药敏试验相比，该法可在24h内获得结果。Kirk等用相同的方法在24h内检测出35株临床分离的结核杆菌对不同浓度的异烟肼、利福平及乙胺丁醇的敏感性。

二、抗生素后效应

抗生素后效应（PAE）系指细菌与抗生素短暂接触，当清除药物后，细菌生长仍受到持续抑制的效应。PAE机制尚未完全阐明，可能与抗生素产生的非致死性损伤、药物与靶位持续结合、菌体形态改变致使细菌正常生理功能受损等因素有关。PAE对评价新的抗菌药物、设计合理给药方案及指导临床用药有重要意义。

传统的PAE研究方法是菌落计数法，其原理是将受试菌与一定浓度的抗生素短暂接触后清除抗生素。然后与未与抗生素接触的对照菌比较，测定细菌恢复对数生长的时间差。该法较繁琐、费时。Jepras等对FCM和菌落计数两种方法检测PAE进行了比较，试验表明FCM能够敏感显示抗生素短暂作用后引起的单个菌细胞的生理变化并可进行监控，发现两种方法的活菌计数结果虽然相似，但FCM值相对较高。其原因可能是菌落计数反映的是在固体培养基上具有持续分裂并形成克隆能力的菌细胞，而FCM包括所有的、可被荧光染料着色的活菌细胞。常规菌落计数法至少需18h才能获得结果，而FCM仅需10min左右。Gottfredsson等用FCM分析大肠埃希菌和铜绿假单胞菌群体在PAE阶段形态和核酸含量的变化，发现β-内酰胺类抗生素和环丙沙星诱导的PAE中细菌体积增大，核酸含量增加，而利福平却导致细菌变小和核酸含量减少，这些特征在菌落计数法中是无法体现的。

三、细菌耐药异质性

细菌异质性是抗生素试验体外敏感、体内耐药的重要原因，往往导致治疗失败等严重后果。检测细菌异质性的方法有分子生物学和生物化学方法，如限制性片段长度多态性分析（RFLP）、聚合酶链式反应（PCR）、核酸印迹技术、脉冲电场凝胶电泳（PFGE）等。

FCM能通过不同细菌亚群对抗生素的敏感性不同，直观地表现细菌的异质性，从而有助于诊断不同细菌亚群引起的混合感染，以便提供正确的治疗方案。Suller等利用电位敏感性探针DiBAC4及细胞呼吸活性指示剂CTC（亦为一种荧光探针），结合FCM，直观地反映了金黄色葡萄球菌在PAE阶段细菌群体的异质性。Walkerg等设计了一个体外检测对数生长期大肠埃希菌和肺炎克雷伯菌的异质性药物反应，细菌与氨苄西林一起孵育，用核酸特异性染料标记并固定，可区分敏感和耐药亚群并帮助辨别异质性菌。耐药亚群的发现在抗菌治疗的监测中有重要意义，因为这些耐药菌群可能在抗生素作用下变为优势菌群。RFLP与FCM结合对病原菌进行DNA指纹图谱分析是快速发现新菌和诊断病原菌异质性的另一种新方法，具有快速、可靠性好等优点。其速度和灵敏度均优于PFGE，而且与以PCR为基础的方法不同，不需掌握其DNA序列信息，更宜于检测新出现的亚型或未知菌。

四、真菌

荧光染料曙红Y可选择性地对无活性的白色念珠菌芽生孢子染色，但对活的白色念珠菌无影响。以曙红Y为探针，结合FCM，可对活的白色念珠菌芽生孢子进行准确计数，并在1h内能获得结果，但采用常规计数方法需长达48h，结果相似，FCM还可用于测定真菌DNA的含量。已知白色念珠菌在对数生长期时绝大多数处于G_2/M期，稳定期时则绝大多数处于G_0/G_1期。因此，FCM检测白色念珠菌细胞周期对评价抗真菌药物的活性及其探讨作用机制有一定的价值。

五、病毒

FCM可对临床标本或培养细胞中的病毒进行鉴定和定量检测，方法有两大类：一是病毒抗原检测，即通过免疫荧光抗体或CBA技术进行检测。二是病毒核酸检测，FCM结合PCR、PT-PCR、荧光原位杂交等技术能够很灵敏地对病毒感染细胞中特异性病毒核酸（DNA或RNA）进行检测，即使病毒基因或靶序列含量很少，仍具有良好的敏感性，而且能直观地反映病毒核酸和感染细胞的关系。Borzi等运用FCM和原位杂交对外周血样本中含量很少的病毒感染细胞进行分析，将细胞固定后与标有地高辛的*HIV-1*基因探针进行杂交，再加入荧光素标记的抗地高辛抗体，然后上机检测，成功地测出感染细胞中的HIV-1 RNA。随后Crouch等又运用双荧光标记来分析外周血中的EB病毒感染细胞，该分析可在9 000个细胞中检出1个病毒感染细胞，具有极高的灵敏度，可对EB病毒感染患者进行有效诊断。同样方法还可用于诊断肝炎病毒、巨细胞病毒等的感染。FCM检测细胞中特异性核酸序列或特异性基因异常又称为流式分子表型分析（Molecular phenotyping），流式分子表型分析与流式免疫表型分析技术结合，可进一步确认病毒感染细胞的性质和亚型，如流式细胞免疫表型与PCR-FISH结合测定血液CD4$^+$T细胞中HIV的特异性DNA或RNA，对于阐明AIDS的发病机制、监测治疗效果及判断预后都具有重要价值。

　　近年来对蒙药单味药材的药理研究多采用动物试验，其中针对固有免疫功能影响的研究项目居多。例如，蒙药清肺汤能使小鼠腹腔巨噬细胞吞噬百分率和吞噬指数显著升高；应用蒙药柯子后，检测小鼠固有免疫功能及细胞因子含量；蒙药总黄酮试验研究表明，可促进淋巴细胞的转化和增强小鼠腹腔巨噬细胞的吞噬功能；当归多糖与瘤苗联用能显著增强荷瘤鼠的巨噬细胞功能等。

　　一些学者也探讨了部分蒙药对适应性免疫功能和免疫调节项目的研究，发现锁阳具有促进人体细胞的再生和新陈代谢、增强免疫调节能力和明显的防癌作用；紫草提取物可明显降低迟发型超敏反应和抑制醋酸所致腹腔毛细血管通透性反应，具有免疫抑制作用；沙棘全成分能增加小鼠血中淋巴细胞、单核吞噬细胞数量。

　　蒙药复方的免疫药理研究结果显示，蒙药复方的治疗机理之一是通过调节机体免疫功能。例如对"协日乌素症"施用蒙医方剂药物后，发现有较强地抑制变态反应性疾病和自身免疫性疾病引发的炎性病变的可能性。

　　调节免疫功能和抑瘤作用的蒙药制剂对免疫功能影响方面的研究资料数量也逐年增多，例如，蒙药槟榔十三味丸对抑郁模型大鼠神经—内分泌—免疫功能的影响也有初步报道。

　　此外，蒙医特殊治疗方法对动物和人体免疫功能影响也将成为研究热点。

　　随着蒙医药现代化的逐步深入，流式细胞分析技术会越来越多地应用到蒙医药研究过程中。

参考文献

巴图德力根，布图雅，闫春景. 2002. 蒙药清肺汤的抗菌作用及对小鼠非特异性免疫功能影响的实验研究[J]. 内蒙古民族大学学报（自然科学版），17（4）：352-353.

格日勒其其格，米裕青，李德良. 2013. 蒙药紫草提取物对DNCB所致迟发性皮肤过敏与腹腔炎性渗出的影响[J]. 中国民族医药杂志（10）：62.

桂荣，白梅荣，刘鑫. 2015. 蒙药花锚醇提取物对化学性急性肝损伤大鼠的保护作用及机制分析[J]. 中药材，38（12）：2 583-2 585.

韩非，陈玉华. 2010. 蒙药当归对免疫系统的药理作用研究进展[J]. 中国民族医药杂志（5）：59-60.

韩丽莎，王维，韩利. 2002. 蒙药沙棘对小鼠免疫功能及自由基代谢的影响[J]. 中国民族医药杂志，8（1）：31-32.

侯慧英，秦荣，王玉珍. 1998. 蒙药广枣总黄酮对小鼠体液免疫功能影响的研究[J]. 中国民族医药杂志，4（4）：38-39.

霍万学，李图力古尔，李月英，等. 2002. 蒙药"协日乌素症"方剂药物对免疫功能的影响作用探讨[J]. 内蒙古民族大学学报，17（2）：169-174.

姜泊. 1999. 细胞凋亡基础与临床[M]. 北京：人民军医出版社.

刘鑫，白梅荣. 2017. 蒙药红花对急性肝损伤大鼠TNF-α表达及肝细胞凋亡的影响[J]. 中国医科大学学报，46（2）：116-119.

刘鑫，庞铁光，姚闯. 2010. DC凋亡的流式细胞术分析[J]. 内蒙古民族大学学报（5）：109-110.

刘鑫，陶春，林琳. 2015. 蒙药扎冲十三味丸对大鼠缺血性脑损伤后海马组织细胞凋亡影响的初步研究[J]. 中国医学创新，12（21）：24-26.

胜利，安利峰，殷祎隆，等. 2013. 蒙药柯子对小鼠非特异性免疫功能的影响[J]. 中国民族医药杂志（3）：37-39.

陶春，林琳，刘鑫. 2015. 蒙药嘎日迪-13味丸对脑缺血大鼠海马组织白介素-1β、肿瘤坏死因子-α蛋白及神经细胞凋亡的影响[J]. 中国老年学杂志（1）：152-154.

陶春，翟景波，刘鑫. 2013. 蒙成药扎冲十三味丸对大鼠脑缺血组织细胞凋亡的影响[J]. 中风与神经疾病杂志，30（7）：642-644.

陶春，翟景波，刘鑫. 2015. 蒙药珍珠丸对大鼠脑缺血缺氧损伤后白介素-1β、肿瘤坏死因子-α蛋白及神经细胞凋亡的影响[J]. 中国老年学杂志（21）：5 393-5 394.

佟海英，乌吉斯古冷，白亮凤. 2014. 蒙药槟榔十三味丸对抑郁模型大鼠神经—内分泌—免疫功能的影响[J]. 中国实验方剂学杂志，20（9）：195-196.

王敏，刘鑫. 2016. 医学免疫学实验指导[M]. 北京：北京邮电大学出版社.

左连富. 1996. 流式细胞术与生物医学[M]. 沈阳：辽宁科学技术出版社.

Alcaide F, Richter I, Bernasconi C, et al. 1997. Heterogeneity and clonality among isolates of Mycobacterium kansasii: implications for epidemiological and pathogenicity studies[J]. J Clin Microbiol, 35: 1 959-1 964.

Borzi R M P, acential A, Monaco M C, et al. 1996. A fluorsecent in situ hybrization method in flow cytometry to detect HIV-1specific RNA[J]. J Immunol. Methods, 193: 167-176.

Costantino P J, Budd D E, Gare N F. 1995. Enumeration of viable Candida albicans blastospores using tetrabromofluorescein (eosin Y) and flow cytometry[J]. Cytometry, 19 (4): 370-375.

Crouch J, Leitenberg D, Smith B R, et al. 1997. Epstein-Barrvirus suspension cell assay using in situ hybridization and flow cytometry[J]. Cytometry, 29: 50-57.

Gottfredsson M, Erlendsdottir H, Sigfusson A, et al. 1998. Characteristics and dynamics of bacterial populations during postantibiotic effect determined by flow cytometry[J]. Antimicrob Agents Chemother, 42 (5): 1 005-1 011.

Iberto A B, Javier A, Rafael C, et al. 2000. Applications of flow cytometry to clinical microbiology[J]. Clinical Microbiology Review, 13 (2): 167-195.

Irk S M, Schell R F, Moore A V, et al. 1998. Flow cytometric testing of susceptibilities of mycobacterium tuberculosis isolates toethambutol, isoniazid, and rifampin in 24 hours[J]. J Clin Microbiol, 36: 1 568-1 573.

Jepras R I, Paul F E, Pearson S C M, et al. 1997 Rapid assessment of antibiotic effects on E. coli by DiBAC4 (3) and flow cytometry[J]. Antimicrob Agents Chemother, 41 (9): 2 001-2 005.

Larson E J, Hakovirta J R, Cai H, et al. 2000. Rapid DNA fingerprinting of pathogens by flow cytometry[J]. Cytometry, 41 (3): 203-208.

Majno G. JJoris. 1995. Apoptosis, oncosis and nerosis. An overview of cell death[J]. Am J Pathol, 146: 3.

Ordonez J Z, Wehman N M. 1993. Rapid flow cytometric antibiotic susceptibility assay for Staphylococcusaureus[J]. Cytometry, 14: 811-818.

Ramani R, Chaturvedi V. 2000. Flow cytometry antifungal antifungal susceptibility testing of pathogenidc yeasts other than Candida albicans and comparison with the

NCCLS broth microdilution test[J]. Antimicrob Agents Chemother, 44（10）: 2 752–2 758.

Suller M T, Stark J M, Linyd D. 1997. A flow cytometric study of antibiotic-induced demage and evaluation as rapid antibiotic susceptibility test for methicillin-resistant *S. aureus*[J]. J Antimicrob Chemother, 40: 77–83.

Thompson C B. 1995. Apoptosis in the pathogenesis and treatment of disease[J]. Science, 267: 1 456.

Van Engeland M, Nieland L J W, Ramaekers F C S, et al. 1998. Annexin V affinity assay: a review on an apoptosis detection system based on phosphatidylserine exposure[J]. Cytometry, 31: 1.

Vermes I, Haanen C, Reutelingsperger C. 2000. Flow cytometry of apoptotic cell death[J]. J Immunol Methods, 243: 167.

Walberg M, Gaustad P, Steen H B. 1997. Rapid discrimination of bacterial species with different ampiciliin susceptibility levels by means of flow cytometry[J]. Cytometry, 29: 267–272.